La médecine d'hier ou les thérapies du futur

Dr François Math

La médecine d'hier ou les thérapies du futur

Réflexions sur des nouvelles façons de se soigner

L'Harmattan

Du même auteur

Physiologie Animale, De Boeck, 2000
Physiologie Humaine, Pearson Education, 2005
Neurosciences Cliniques, Ed De Boeck, 2008
La Lecture, une activité qui prend la tête, Ed ExAequo, 2017
L'audition, co-auteur P. Campo, Ed ExAequo, 2018
Comprendre la violence des enfants, Ed Dunod, 2015
La Recherche Médicale Française, hier on la trouvait, aujourd'hui on la cherche, Ed l'Harmattan, 2021

Essais

Guérisseurs et médecines non conventionnelles, Presses universitaires de Lorraine, 2014
Vivre une famille multiculturelle, Presses universitaires de Lorraine, 2015
Etre papy en 2020 : expliquer le développement du cerveau des enfants pour mieux les aider à grandir, PUF, 2020

Romans

La lumière noire de la Moineaudière, Ed Gerard Louis, 2013
La juive et le Bolchevik, Ed Des Paraiges, 2014
Le Roman d'un guérisseur, Ed Ex æquo, 2015
Le guérisseur s'en va en guerre, Ed Ex æquo, 2016
Paul et Rémi ; la haine dans les tranchées, Ed Libre2Lire, 2021

Film

Les panseurs de secrets, producteur Phillipe Rouquier, Cosmopolitits editions, 2018

5-7, rue de l'École-Polytechnique – 75005 Paris
www.editions-harmattan.fr
ISBN : 978-2-343-25483-8
EAN : 9782343254838

Image de couverture de l'auteur :

Les mains et les yeux sont les outils naturels dont disposent ceux dont le métier est de guérir. Les mains de certains guérisseurs produisent une chaleur, un magnétisme, favorisant les guérisons.
Les yeux fouillent le regard des malades pour trouver le mal et l'extirper du corps.
Les mains étaient aussi des outils pour les tailleurs de pierre comme les ancêtres de l'auteur et leurs mains habiles servaient aussi pour guérir les corps souffrants.
Mes mains ont aussi œuvré pour guérir, et, comme celles de mes ancêtres, mes mains ont sculpté la pierre, même la plus dure, pour en faire des images de la vie dans le bonheur ou le malheur.

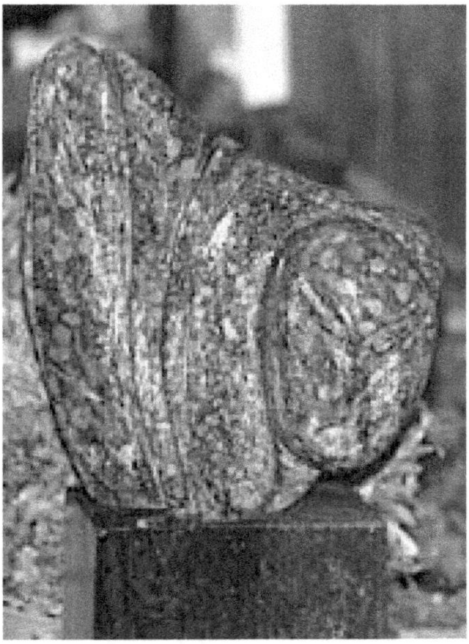

Sculpture de l'auteur en éclogite à grenat : « Tristesse »
évoquant la souffrance de la maladie.
L'éclogite est une des roches parmi les plus dures.
Elle fut utilisée sous forme d'éclats par nos lointains
ancêtres pour faire des outils tranchants.

Sommaire

PREAMBULE

Soit sage ô ma douleur,
et tiens-toi plus tranquille
Tu réclamais le soir, il descend le voici
Une atmosphère obscure enveloppe la ville
Aux uns portant la paix, aux autres le souci

Les Fleurs du Mal (1857), XIII
Recueillement, Charles Baudelaire

Explication : Le Poète avait contracté une syphilis vers 1840. Cette maladie lui avait, entre autres séquelles, laissé de violentes douleurs intestinales et des maux de tête qu'il combattait avec du laudanum (teinture alcoolique à base d'opium, dont nous reparlerons plus loin) parce qu'aucun médecin n'était parvenu à le guérir. Ainsi, cet artiste extraordinaire, après avoir consommé la « confiture verte » (appelé le dawanesk, contenant des pistaches, du sucre, de la cannelle, et du haschich) s'adonnait à l'automédication et consommait des drogues dures pour soulager ses douleurs. C'est cette tendance qui s'observe aujourd'hui en particulier grâce aux réseaux et au net, chacun, qui se sent déçu du système médical, peut s'auto soigner par des moyens très variés et somme tout, c'est aussi un retour vers les méthodes thérapeutiques ancestrales, même si en tant que médecin, je réprouve l'automédication qui peut s'avérer dangereuse.

Voilà un sujet sensible.

Très sensible.

Le public se pose des questions quand il s'agit de soigner les douleurs ou le mal-être ou la « déprime ».

« Dois-je me rendre chez un médecin généraliste, chez un naturopathe, un ostéopathe, un rhumatologue, un chirurgien ??? » Se demande le malade.

Le choix devient aussi délicat que pour choisir un papier peint. La différence est quand même que plus la douleur est pressante, plus cela empêche une vie quotidienne normale, plus vite il faut trouver un traitement.

Alors ils demandent aux amis, même si leurs problèmes de douleurs n'étaient pas identiques, « Où avez-vous trouvé un bon ostéopathe ? J'ai très mal dans le cou depuis huit jours »

Les réponses varient : « Je vais chez Mr N, il est ostéopathe, pas très loin d'ici, j'ai des amis qui ont été bien soignés. Mais moi quand j'ai mal, je fais des séances de yoga, j'oublie mes douleurs… »

Parfois ils répondent : « Je ne vais plus ni chez le médecin, ni chez le kiné, j'ai trouvé un sirop miracle qui me fait oublier mes douleurs, c'est de la phytothérapie... »

Voilà donc les discours que j'ai entendu très récemment après une conférence sur la douleur et la, fibromyome en particulier. Sur la centaine de spectateurs beaucoup étaient concernés par la souffrance et par les nuits sans sommeil car ils étaient réveillés par des épisodes d'élancement pénibles.

Pour certains j'ai préconisé un passage au centre de la douleur disponible dans mon ancien service de Neurologie. La réponse fut souvent sévère : « J'y suis allé plusieurs fois. Un médecin m'a à peine examiné et m'a fait une prescription d'antalgiques qui ne servent à rien... ». Je me doutais un peu des réponses de ce genre et je me doutais que si les patients étaient venus pour entendre parler de la douleur, c'était pour qu'on leur donne une autre thérapie rapidement efficace.

La douleur, je l'ai côtoyée dans le service et entre les scléroses en plaques et les fibromyalgies, je savais que les remèdes ne pouvaient être que dans mes capacités de persuasion. Eh oui ! J'ai suggéré à ces malades, en fonction du site de leurs souffrances, de voir un chiropracteur, un naturopathe, souvent très efficace, ou dans les cas légers, la pratique de la relaxation tirée des thérapies orientales, voir même la méthode Coué.

Pourtant, quand on aborde le cas des malades qui suivent ou ont suivi des séances d'ostéopathie ou d'acupuncture, avec des médecins purs et strictement formés à une pensée scientifique rigoureuse, ils haussent les sourcils, sceptiques.

Parfois un sourire barre le visage du spécialiste qui en un flash passe en revue la complexité des études, des analyses, des techniques biomédicales qu'il a eu à apprendre pendant huit années et plus.

Et malgré ce chemin difficile, ces centaines de patients viennent avec des souffrances parfois très spécifiques. Et, ce médecin ne sait pas toujours guérir la souffrance, du moins pas toutes les souffrances.

Il y en a qui échappent aux méthodes médicales modernes et/ou aux démarches intellectuelles qui conduisent à un diagnostic sûr.

Et voilà que des patients opposent aux savoir-faire des médecins celui des guérisseurs et de ceux qui pratiquent des thérapies « marginales », des gens qui généralement n'ont aucune connaissance scientifique et encore moins médicale.

Voilà aussi que les patients se renseignent sur internet pour lire ce qu'on dit de leurs maux et comment on les soigne.

Danger ! Cette dérive vers une médecine via les médias est dangereuse et conduit parfois à de l'automédication inadaptée.

Les guérisseurs, ces hommes ou ces femmes qui n'ont pour aborder la souffrance des autres que leur bon sens, leurs yeux et… leur don, sont recherchés par un nombre croissant de patients parfois réellement souffrants, mais souvent porteurs d'un « mal être », de maux organiques difficilement identifiables qui pourraient faire croire qu'ils sont hypocondriaques* ou affectés de troubles somatoformes**.

Pourtant, j'en fus témoin à maintes reprises chez des guérisseurs régionaux réputés, des patients sortaient guéris de chez eux et alors qu'avant d'entrer chez le guérisseur, ils souffraient parfois d'infection avec fièvre, comme la typhoïde ou le croup, d'une péritonite aiguë ou d'un mélanome et bien d'autres pathologies sans rapport avec une hypocondrie*.

***Qu'est-ce que l'hypocondrie** ?
C'est une douleur morale qui s'exprime en termes de pathologie organique et conduit le patient à l'exercice d'une relation ambiguë avec le médecin. En fait le « patient » déclare, au grès de ses petites douleurs et consultations d'internet, qu'il souffre de maladies variées mais toujours sérieuses. La conviction de ses pathologies est telle qu'il faut des examens complexes pour apporter la preuve qu'il n'y a aucune pathologie. Et cela ne suffit parfois pas. Ainsi, un de mes patients, se disant atteint de sclérose en plaques, décrivait les troubles possibles, montrait un dossier de son père décédé de sclérose en plaques, et pourtant rien des examens ne traduisait une sclérose. Il a été envoyé en imagerie où là encore rien n'est apparu. Très fâché, le « patient » décida de consulter un neurologue privé qui ne trouva rien, tandis que le « malade » refusait d'accepter une consultation chez un psychologue. Évidemment ces personnes qui souffrent de cette obsession d'être gravement malades, ne consultent que rarement des psychologues, mais finissent par se livrer aux mains de praticiens non conventionnés qui ne règlent rien.

****Qu'est-ce que les troubles somatoformes** ?
C'est un trouble mental qui se traduit par des symptômes physiques et physiologiques qu'aucune anomalie fonctionnelle n'arrive à expliquer.

1- Qu'est-ce qui fait les différences entre la médecine traditionnelle et les médecines parallèles ?

C'est ce que j'ai tenté d'éclaircir dans cet ouvrage.

Il y a 5 ans, j'ai pondu un petit ouvrage intitulé : Guérisseurs et médecines non conventionnelles : le secret en héritage. » Aux Presses Universitaires de Lorraine. J'y expliquais que je descends de 2 siècles de parents guérisseurs. Mon grand-père lorsque j'avais 8 ans m'a expliqué et montré ce qu'il faisait pour guérir les dizaines de malades qui patientaient dans son salon. Il espérait que je lui succéderais et il m'avait légué « le secret ». En fait il me donna un petit bout de papier avec des prières aux saints guérisseurs et surtout, il m'assura que j'avais comme lui les mains magnétiques.

En fait, j'ai fait des sciences biologiques et de la médecine et si j'ai consacré 50 ans de ma vie à chercher comment guérir, je ne me sens pas un guérisseur au sens populaire.

Après tant d'années à chercher l'origine profonde de certaines maladies, puis à trouver des remèdes, je reste perplexe.

Beaucoup de gens autour de moi, qui ont les pieds sur terre, se disent déçus, voire dégoûtés du système médical traditionnel.

Ils reprochent aux médecins de prescrire des médicaments dont on annonce de plus en plus fréquemment qu'ils sont retirés du marché, car ils sont dangereux. Est-ce vrai ? Je pense surtout qu'une recherche de rentabilité prévaut sur l'efficacité des médicaments.

La période très pénible provoquée par une pandémie de Corona virus a douloureusement révélé les faiblesses du système médical au plus haut de l'échelle, tandis que les soignants de base ont dû faire avec des techniques basiques inappropriées. Le bilan fut lourd, plusieurs dizaines de milliers de morts dus au fait qu'il n'y avait aucune thérapie disponible et que les entreprises qui œuvrent à identifier un virus puis à créer des médicaments efficaces ne furent pas au rendez-vous très urgent. Et pendant trois mois, circulèrent des fausses certitudes suivies d'incertitudes et d'hésitations qui coururent en tous sens à travers la France, relayés par les médias.

Certains médicaments étaient disponibles mais on les jugea inadaptés, voire inefficaces, et les semaines passèrent avec leur lot de morts.

Durant ces trois mois, la confiance du public envers la médecine, terrorisé par l'idée d'être contaminé, s'est profondément altérée.

Beaucoup de patients ont délaissé les cabinets médicaux, soit restant chez eux, malades, soit se tournant vers les techniques des thérapies non conventionnelles.

J'ai ainsi vu un antihypertenseur connu retiré du marché en 2016 et pourtant il continuait d'être prescrit par un cardiologue en 2017 car le produit en question n'était plus disponible en France mais il l'était en Allemagne, donc pas remboursé par la sécurité sociale.

Et que dire des antiparkinsoniens et autres médicaments qui ont redonné une vie correcte à des malades pendant des dizaines d'années et qui subitement deviennent bannis en France, mais achetables en Suisse ou à Luxembourg ou sur internet.

Il y a de vifs reproches aussi envers la chirurgie de certaines cliniques d'être à but commercial pour faire vivre les établissements alors que près de la moitié des actes ne sont pas justifiés.

Que penser aussi du désert médical créé par les généralistes qui prennent une retraite méritée et ceux qui désertent les campagnes pour s'installer dans des « maisons médicales » ou encore ces maternités qui ferment dans les petites villes, obligeant à prévoir des trajets longs quand il y a une parturition urgente.

Aujourd'hui, la médecine a atteint des limites sociales et technologiques où elle s'est elle-même enfermée sur un système auto-satisfaisant, mais qui ne répond plus à l'attente des malades.

Les changements sont dus à des facteurs disparates :

- Les techniques d'investigation se sont heureusement affinées, multipliées et mieux ciblées.
- On pourrait dire que deux siècles se sont écoulés depuis l'usage du stéthoscope et les observations faites avec l'imagerie médicale qui sont de plus en plus fines et ciblées.
- Et pourtant, l'examen des patients passe encore systématiquement par le stéthoscope, la percussion et la palpation et le contact humain par le regard et le toucher. Un médecin aguerri doit faire ses diagnostics « à mains nues » et ne préconiser les techniques lourdes que lorsque le mal présumé ne peut être révélé que par des outils sophistiqués.
- Aujourd'hui trop de généralistes, de peur de faire une erreur médicale préjudiciable au patient ou à sa notoriété, orientent les patients vers un « spécialiste »…
- Pour moi, c'est un peu se décrédibiliser que de passer le relais à un autre médecin, puis, pourquoi pas, encore un autre quand le second n'a pas vraiment d'avis sur la

pathologie, ce qui est parfois le cas, et pourquoi pas encore un autre, ce n'est pas rare.

- Alors, pourquoi voudrions-nous que les patients aient une confiance totale dans les thérapeutes qui se succèdent et ne soulagent pas la souffrance.
- Pour ma part, c'est un parcours qui ne me satisfait pas.
- Il ne faut pas faire une confiance aveugle aux appareils. Pourtant, j'ai été bercé par les bruits des plumes frottant sur le papier des électrocardiographes et autres électro-encéphalographes.
- Avant ces équipements, pour savoir si un patient souffrait d'épilepsie, et pour déterminer à quel endroit se trouvait la source du problème, il fallait faire des examens des yeux, des mains, des bras et des contrôles de sensibilité à la recherche d'indices pointant le mal.
- Les appareils n'étaient là que pour confirmer le diagnostic et affiner le site d'une future intervention. La recherche du mal pouvait être longue et parfois aléatoire.
- Aujourd'hui l'exploration passe par des appareillages sophistiqués, très sophistiqués, parfois tellement complexes que deux spécialistes des mêmes analyses peuvent ne pas rendre les mêmes conclusions après l'examen d'une IRM. Ces outils coûtent très cher, il y en a peu dans chaque structure hospitalière, donc les listes d'attente pour un scan ou une IRM s'allongent.
- - Nous avons auto-verrouillé les contingents de nouveaux médecins, ce que nous appelons les *numérus clausus,* décrétés en 1971, alors que j'étais en cours de cursus médical. Tellement verrouillé qu'aujourd'hui, certaines disciplines font défaut et cela s'aggravera pour d'autres dans les années à venir. Au contraire, certaines disciplines comme l'ORL et la gynécologie sont si rares que les médecins ne peuvent absorber les cohortes de demandeurs de soins qui vont à l'étranger ou se font soigner par des thérapeutes pratiquant des médecines parallèles dans des

conditions et des méthodes que nous allons tenter d'expliquer dans les lignes qui suivent.

- Aujourd'hui, face aux problèmes générés par le manque de praticiens, ce *numerus clausus* va être revu à la hausse… et on l'appellera *numerus apertus,* avec la perspective de plus de postes de médecins… mais dans huit ans, le temps nécessaire pour former un médecin spécialiste.
- Aussi, je pense que les médecines non conventionnées ont de beaux jours devant elles, comme à cette époque où mon grand-père recevait vingt ou trente malades par jour parce que le seul médecin de campagne à vingt kilomètres à la ronde était occupé à réduire une fracture ou à accoucher une femme sur la table de la ferme.

Les conseils médicaux et internet

L'usage du net offre aux malades des listes abondantes de sites prétendus médicaux.

Le malade qui souffre d'un mal que les médecins n'ont pas su délimiter, lorsqu'il consulte ces sites, se trouve tous les symptômes… et même plus. Il ne manque que la liste des médicaments adéquats que l'on peut trouver en achat libre sur les sites suisses ou des pays de l'Est.

Cela est très grave ! L'automédication via internet offre des avis médicaux non contrôlés, des « chats » où l'on détaille différents problèmes de santé.

Sur ces sites, d'autres gens, qui n'y connaissent rien, donnent un avis et proposent des solutions qui ont bien marché pour eux, mais qui ne vaudront pas nécessairement pour d'autres.

On touche là l'exercice (verbal) mais l'exercice médical sans contrôle légal. Après mes conférences sur le sommeil ou sur la mémoire ou sur les fibromyalgies, des patients qui étaient dans le public venaient par dizaines pour me dire

« Docteur ! À cause des douleurs je dors très peu, alors sur tel site, j'ai trouvé une proposition de traitement de mes insomnies avec des pilules qui coûtent tout de même 50 € la boîte, pensez-vous que je peux tenter ce traitement ? »

Dans ces cas, je réponds :
« Je ne suis pas sûr que vous ayez des insomnies. La seule façon d'en être sûr est de venir faire une "*polysomnographie* *" dans le service de neurologie. »

**Polysomnographie : Examen neurologique utilisant un casque à électrodes permettant de détecter les ondes cérébrales pendant le sommeil. En effet, selon les phases de sommeil (veille diffuse ; sommeil profond à onde lente puis sommeil paradoxal peuplé de rêves). Le patient passe une ou deux nuits alité dans le service avec son casque de manière à déceler les éventuelles anomalies associées à des troubles du sommeil.*

Les trois quarts des patients en fait ne souffrent pas vraiment d'insomnies, mais de troubles du sommeil qui peuvent être améliorés avec un peu d'exercice ou une alimentation plus adéquat… » Et par pudeur, je ne leur ai pas dit : « voyez un sophrologue ou faites du yoga, car les petits troubles du sommeil se règlent bien par les médecines douces ».

En effet, les vrais troubles du sommeil ne sont pas à prendre à la légère. Les insomnies sévères, avec par exemple un syndrome de jambe sans repos et/ou avec des apnées du sommeil trop fréquentes sont des troubles neurologiques sérieux qui imposent un vrai suivi médical et un appareillage est parfois nécessaire pour aider ces malades à retrouver un sommeil réparateur.

Mais il ne faut pas négliger les résultats obtenus par la sophrologie, le yoga ou les médecines traditionnelles chinoises, car toutes les méthodes de relaxation permettent de déstresser et partant de se plonger dans un sommeil réparateur. Mais qu'on ne s'y trompe pas, l'hypnose n'a pas un effet direct sur les structures de sommeil, mais la suggestion hypnotique en déconnectant de douleurs organiques ou psychiques gênant le déroulement du sommeil, permet à des patients de faire des nuits réparatrices.

- Les médias proposent de répondre à toutes vos questions sur vos douleurs, sur la tumeur coincée au fond de votre cerveau, sur la syringomyélie qui vous invalide.
- Vous posez vos questions et le bon docteur de la radio ou de la télé, sans le moindre dossier médical, simplement en vous écoutant débiter vos souffrances, vous proposera un traitement efficace !
- Personnellement, j'ai toujours refusé de proposer un diagnostic sans, au minimum, voir la personne concernée de près, lire dans ses paroles et dans ses yeux ce qu'elle dit sur son mal.
- Alors, comment peut-on raisonnablement, après avoir reçu les formations médicales longues, difficiles et exigeantes, imposant des examens rigoureux, faire de la thérapie via un micro et un écran de télé !
- Le télédiagnostic que je connais, celui qui est sérieux, passe par des examens divers étayés par des appareils de diagnostics manœuvrés par un médecin physiquement présent et avec un médecin spécialiste dans son cabinet distant de centaines ou de milliers de kilomètres qui regarde les images du scanner et les électrocardiogrammes avant de dire ce qu'il en pense.
- La formation médicale a beaucoup changé, mais ne s'est pas forcément améliorée pour des tas de raisons :

- L'envol de la technicité rend les praticiens plus dépendants des résultats de leurs instruments.
- Or, je persiste dans l'idée que la relation malade-médecin passe d'abord par le dialogue.
- Le patient, même s'il est facilement assujetti au médecin du fait de sa souffrance, n'est pas non plus un âne qu'on peut promener d'un service à l'autre sans que cela ne provoque des questions.
- Le malade qui est devant un médecin a le droit de poser une série de questions :

1- Qu'est ce que j'ai qui me fait souffrir ?
2- Qu'est-ce que vous me proposez pour que je n'aie plus mal ?
3- Combien de temps cela va-t-il durer ?

Le médecin devant le malade pose réciproquement une série de questions (**anamnèse*) :

1 - Où souffrez-vous ?
2 - Depuis combien de temps ?
3 - Est-ce une douleur aigue ou lancinante, violente ou fugace ?
4 - Y a-t-il d'autres cas dans votre famille ?
5 - Si oui, ces proches ont-ils été soignés ? A quelle époque ? Comment ?

> * l'***anamnèse*** :
> Une sorte d'interrogatoire qui conduit à dresser l'histoire du patient, l'évolution du mal dont il souffre et à savoir si ce mal est familial ou non.

Le timing des consultations privées, et maintenant hospitalières, ne permet pas toujours de dresser cette histoire du malade.

Un patient reste entre 15 à 20 minutes chez un médecin généraliste et pareil à l'hôpital.

De ce fait, le patient est un consultant « non identifié » affecté d'un mal repéré par son dossier n° x contenant ses radios, les commentaires des divers spécialistes, quelques propositions de soins et de médications.

Mais le dialogue avec l'être souffrant qui demande à être soulagé n'existe pratiquement plus, faute de temps à consacrer à chaque malade. Pourtant, c'était ce que m'avaient enseigné mes premiers maîtres durant les premières années des études de médecine.

C'est pourtant ainsi que travaillent les guérisseurs.

Du moins ceux que j'ai connus et même ceux que j'ai côtoyés il y a très peu de temps.

Ils provoquent le dialogue pour entendre, pour sentir, percevoir imperceptiblement ce qui fait mal à la personne qui consulte.

Même si cela fait rire les puristes, il m'est arrivé, comme le font certains guérisseurs, que je regarde attentivement les yeux des malades, car même si je ne pratique pas l'*iridologie*, les yeux montrent des taches (diabète par exemple), des zones de décoloration de l'iris comme dans la maladie de Krabbe. Mais il peut y avoir aussi des signes neurologiques visibles dans les yeux comme l'examen des pupilles (forme, symétrie, fermées ou ouvertes, etc.)

C'est vrai ! Je ressens une perte de confiance dans le corps médical.

Elle ne résulte pas du fait que les jeunes médecins sont moins bons que nous, les vieux médecins.

Cela vient du fait que le public attend très vite plus de résultats positifs.

Les médecins ont à leur disposition des techniques sophistiquées. Mais ces techniques, en élargissant le champ des analyses et leur précision, compliquent les prescriptions médicamenteuses et thérapeutiques.

Les médicaments : ils sont remis en question de plus en plus à cause d'un ou deux accidents d'usage. Des produits d'usage courant, efficaces ont été supprimés, comme ce fut le cas du baclofène®, de la depakine® ou du lioresal®, ou de bien d'autres que nous utilisions avec succès pour divers troubles neurologiques. Aujourd'hui l'agence du médicament les remet en cause, mais on accepte de les utiliser pour les syndromes alcooliques… !!

Les patients qui doutent des médicaments se tournent vers les phytothérapies et l'homéopathie.

Dommage, car les progrès pharmaceutiques mettent en lumière de plus en plus de substances efficaces à très faibles doses. Ainsi le naltrexone® © utilisé à 50 mg/j pour le traitement de l'alcoolisme s'avère, à la dose de 0,5 mg/j, comme un régulateur d'immunodépression, et utilisé par exemple dans certaines formes d'autismes.

Les patients sont convaincus par les médias que certains traitements, comme la radiothérapie, sont dangereux. C'est vrai que les nombreux dégâts observés dans le traitement des cancers de la prostate ont remis en question ces techniques.

Pourtant, la gammathérapie (Gamma-knife) permet une intervention efficace dans l'éradication des tumeurs.

Alors, dans le doute, les malades recherchent d'autres méthodes dites médecines douces comme la sophrologie, le taïchi, le yoga ou diverses médecines chinoises qui ne sauraient se substituer à certaines interventions ou à des radiothérapies.

Ainsi, ce mercredi 7 mars 2017, une émission d'A2, pilotée par un médecin, démontrait que la pratique régulière des arts martiaux, comme le Kung-fu, peut réduire les risques de cancer, voir même guérir des affections graves…

J'ai moi-même pratiqué le judo et l'aïkido et j'ai enseigné les arts martiaux pendant des dizaines années. Je ne sais pas ce qui m'attend, mais deux de mes maîtres, très hauts gradés en judo (7e DAN) pour l'un et en karaté (6e DAN) pour l'autre décédèrent avant 80 ans, le premier d'une maladie de Parkinson, l'autre d'une cardiopathie. J'ai accompagné les derniers instants du premier en neurologie et cela m'a donné quelques doutes sur l'impact de la pratique martiale sur la longévité et même la santé.

Mais le pouvoir suggestif des médias est tel que des gens affectés de rhumatismes, de polyarthrites ou même de sclérose en plaques se sont rendus dans les salles de pratique du taïchi la plus proche pour espérer une guérison. Et beaucoup m'ont affirmé s'être senti bien mieux qu'avec des médicaments.

Le public se passionne aussi pour les plantes qui guérissent.

Et il n'est pas rare que je sois interrogé sur l'intérêt des tisanes de valériane, de passiflore, de houblon ou d'autres plantes pour mieux dormir ou réduire l'anxiété.

Or c'est vrai que le problème de « l'insomnie » est fréquemment abordé par les patients, même si nous savons en neurologie que les troubles du sommeil avérés sont moins fréquents que les plaintes des consultants.

L'insomnie devient réelle chez les jeunes du fait de l'usage immodéré des tablettes et autres téléphones portables qui permettent de jouer pendant des heures.

La répétition des couchers tardifs pour rester branché sur le portable fait que ces usagers ne bénéficient pas des heures de sommeil réparateur, celui situé après minuit et jusque deux ou trois heures du matin. C'est dans cette période que se produit chez tout le monde la phase (en réalité la deuxième phase) de sommeil « paradoxal* ».

Pour ces gens qui dorment trop peu, l'usage de phytothérapies dites régulatrices de sommeil (exemple : L72® contenant des plantes comme la camomille, de la valériane, etc.) est préférable à l'utilisation dangereuse de la morphine ou la codéine et de l'addiction qu'elles provoquent.

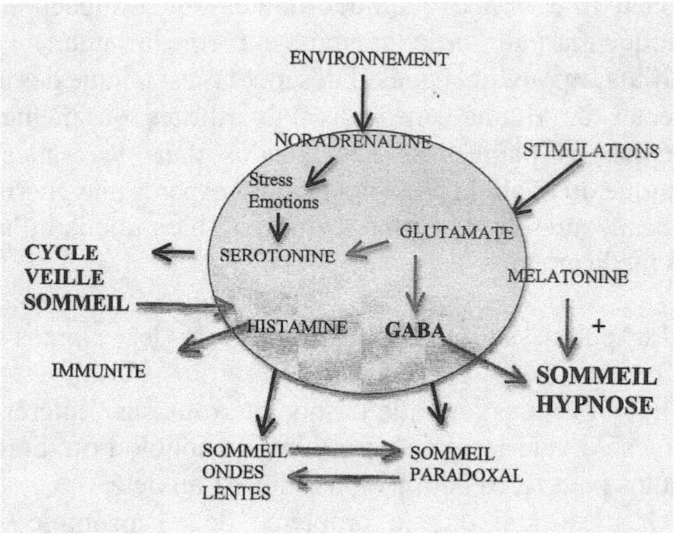

Figure : *Voici une vue simplifiée de la soupe moléculaire qui règle nos états de vigilance, les différents stades du sommeil et qui explique comment la suggestion, la méditation ou toute stimulation ou action de l'environnement peut moduler ou perturber le sommeil.*

Ainsi, le sommeil et les états de relaxation s'avèrent d'excellents remèdes aux troubles divers responsables des maladies.

La phase de sommeil la plus utile, c'est le *sommeil paradoxal* ou sommeil à REM (rapid eyes movements). Cette phase de sommeil reconstitue les réserves en hormones et neurotransmetteurs indispensables à l'activité générale de chacun.

Le sommeil paradoxal, ce sommeil qui vous est indispensable

On appelle ainsi ces phases de sommeil différentes *(c'est pour cela qu'on les nomme paradoxales*) du sommeil profond. Dans le sommeil profond, le cerveau est déconnecté du corps, les muscles sont relâchés, les organes sensoriels sont déconnectés.

Lorsque survient le sommeil paradoxal, les muscles de la nuque se tendent, les muscles des yeux balayent des images virtuelles formées dans le cerveau. En effet, cette phase reconstitue les circuits neuronaux, refait le stock de neurotransmetteurs et c'est ce qui explique ces mouvements involontaires pendant le sommeil. La première phase a lieu entre 22 h et 23 h environ et elle ne dure qu'un quart d'heure. La seconde, la plus importante pour régénérer notre cerveau et se refaire le corps est celle qui survient entre environ 1 heure et deux ou trois heures du matin parfois un peu après et elle dure environ 40 minutes à une heure.

Au cours de cette phase, le niveau d'un transmetteur, l'*acétylcholine*, augmente et déconnecte la liaison entre l'hippocampe (structure de mémoire) et le cortex. Mais en même temps, la *noradrénaline* présente dans le cortex déclenche des activités qui ne se propagent pas, mais donne ces phases de rêves et les petits mouvements des yeux.

Lorsqu'on veille après trois ou quatre heures du matin, ce qui est le cas des personnels de garde de nuit ou lorsqu'on joue pendant des heures sur les tablettes et qu'on rate cette phase, une nuit, deux nuits, des tas de nuits, la reconstitution du matériel cérébral ne se fait plus, car les temps de reconstruction du matériel cérébral sont trop courts ou absents.

Le manque de sommeil paradoxal se ressent quand on roule de nuit après deux ou trois heures du matin. La phase de remise en condition est absente et pour les lecteurs qui ont eu l'occasion de sortir tard de soirées, ils ressentent ce manque de reconstruction cérébrale par un cerveau assez « brumeux » ne permettant plus d'activités mentales très claires et assez dangereuses au volant, et cela n'est pas forcément dû à l'alcool consommé.

Les soignants de nuits disposent d'une salle de repos pour éventuellement dormir une ou deux heures correspondant au sommeil paradoxal.

Les fêtards noctambules et les hyper-joueurs de jeux vidéo sont un problème pour la reconstitution d'un sommeil normal nécessaire pour réparer le cerveau.

Les personnes âgées, lorsqu'elles se couchent tôt, par exemple vers 20 heures, se réveillent vers une ou deux heures du matin et nous disent en consultation :

« Docteur, je ne peux plus dormir ! Je me réveille vers 2 ou trois heures du matin, je me lève et je regarde la télévision. Après je me sens fatigué ! Qu'est ce que je pourrais prendre pour retrouver le sommeil ? »

Nous leur répondons « Chère Madame, (ou cher Monsieur) vous avez dormi 5-6 heures avant de vous réveiller, parfois vous avez fait une sieste après le repas de midi, vous n'avez pas une activité physique épuisante, je pense que vous avez en fait eu votre ration de sommeil. »

Généralement, les gens ne sont pas convaincus et nous demandent des examens. Nous les faisons entrer en unité de somnologie où ils seront enregistrés pendant deux jours. Pour la plupart, leur électroencéphalogramme (EEG) est nettement favorable avec du sommeil profond quand il faut et du sommeil paradoxal en quantité suffisante.

« Chère Madame, votre sommeil est parfaitement réparateur, je ne vous prescris aucun traitement, ce serait inutile et même contraire à votre qualité de vie »

Là, le bon docteur vient de passer pour un plouc. Cette personne racontera « le docteur m'a pris pour une folle, je ne dors pas bien et il m'a renvoyé sans médicament. »

Et cela se terminera chez un sophrologue ou un naturopathe ou un hypnothérapeute qui n'aura pas les enregistrements de sommeil du patient, mais qui comprend que pour satisfaire sa cliente, il faut faire quelques manœuvres. Il n'y a pas beaucoup de risques à faire quelques séances.

De toute manière, les traitements du sommeil par l'hypnose comportent 3-4 séances et le patient repart avec un CD de musiques relaxantes et quelques explications pour qu'il puisse pratiquer à domicile « l'auto-hypnose » (ou de la sophrologie à domicile).

Nous verrons plus loin en abordant les aspects neuroscientifiques de l'hypnose que ces pratiques sont à utiliser avec précaution.

Une alternative est la naturopathie que nous envisagerons aussi du point de vue neurobiologique. Pour faire court, le naturopathe pratique cette médecine non conventionnelle en proposant des moyens très naturels et parfois frappés de bon sens.

La naturopathie s'accompagne de l'utilisation d'automédication

, des sels aromatiques (des odeurs relaxantes, comme celle de lavande, doivent leur effet au *linalol*), des régimes alimentaires moins riches en glucides et lipides et des aliments dits plus « naturels » que ceux que le patient « insomniaque » déclare consommer au quotidien.

Comme la sophrologie, la naturopathie est plutôt une forme d'hygiène de vie équilibrée plutôt qu'une pratique médicale.

Mes craintes viennent des risques liés à la simplification excessive des pathologies. C'est évidemment le cas des soins qui prétendent être destinés à redonner du sommeil.

Le sommeil est un état complexe, un équilibre fragile de l'organisme que beaucoup d'événements peuvent altérer : stress, maladie, problèmes de relation avec les autres, soucis socioprofessionnels.

Ainsi, beaucoup de patients qui souffrent de trouble du sommeil sont affectés d'apnées du sommeil ou du syndrome de la jambe sans repos, des symptômes fréquents, passés sous silence par le patient et pourtant assez graves car l'arrêt respiratoire plusieurs fois au cours d'une nuit peut provoquer des troubles neurologiques. Quant au syndrome de la jambe sans repos, il se manifeste par des secousses des muscles des jambes tellement fortes que cela réveille et altère fortement les phases de repos.

Il est rare que les patients évoquent ces troubles et le sophrologue ou le naturopathe n'ont pas de technique miracle qui éradique l'apnée, donc l'insomnie qui en résulte.

Mais les patients, déçus qu'on ne leur prescrive pas de traitement intense pour régler l'insomnie, se tournent donc vers les médecines douces et sont nombreux à faire du yoga, à boire de la tisane ou encore, ils se tournent vers la sophrologie, la naturopathie ou l'homéopathie.

Ce comportement met de côté la vraie pathologie responsable des troubles du sommeil et retarde une véritable prise en charge.

Mais cela est tout de même moins dangereux que l'usage répété de Lexomil® ou du Tranxène® utilisés sans ordonnance grâce à des commandes sur le net. Vous faites http://pilulesfrance.... Je ne donnerai pas la suite mais il serait possible d'obtenir sa boîte de Lexomil sans ordonnance. Mais, la « mal-consommation » de cette substance peut avoir des conséquences graves d'ordre cardiaques, respiratoires ou neurologiques.

Comme je viens de le montrer avec l'apnée du sommeil, si le « guérisseur » applique sa technique chez un patient qui présente une pathologie « cachée » responsable en fait du problème de santé, il risque de ne pas être efficace et de retarder un traitement médical probablement efficace.

Nous nous sommes éloignés des guérisseurs !

Non ! Pas vraiment !

Un malade veut être soigné vite et bien, parfois par tous les moyens.

Et les pouvoirs du cerveau et des croyances sur notre santé sont encore mal connus et certains utilisent ces incroyables possibilités, quand d'autres en abusent.

Je développerai ce point plus loin, car les progrès des investigations biochimiques, génétiques et physiologiques permettent de comprendre comment la pensée peut agir sur les fonctions organiques.

2- Les méthodes les plus utilisées par les guérisseurs

Les guérisseurs utilisent toutes les techniques diverses allant de l'hypnose, à la magnétothérapie en passant par les plantes ou l'acupuncture. Ils utilisent leurs mains avec parfois des gestuelles particulières ; ils se servent de leurs yeux et de leur langage pour parler au patient, pour convaincre, pour envoyer des messages incompréhensibles par les non-initiés ; ils utilisent aussi, des plantes, des sels émettant des odeurs ou des vapeurs pénétrantes.

Je suis un descendant d'une longue lignée de guérisseurs. Mon grand-père a été un guérisseur réputé et on venait du fond de la Lorraine pour le consulter et se faire guérir.

Il souhaitait que son petit-fils, moi, devienne aussi un guérisseur. Je fus donc initié très jeune au « secret » et aux techniques de guérisons.

J'en ai retenu deux choses qui m'ont servi dans le métier médical :

1- écouter le malade,

2- adapter les techniques de soin à la personnalité du malade afin qu'il ne se sente pas placé en infériorité.

Cela est paradoxal, car le guérisseur, selon la personnalité du malade, devait parfois utiliser des plantes soporifiques qu'il faisait brûler sur la flamme de la forge toujours à disposition des guérisseurs du siècle dernier. Dans certains cas, il déroulait des litanies dites des « saints guérisseurs » qui aboutissaient à une sorte d'hypnose permettant des manipulations de chiropraxie lorsqu'une épaule était déboîtée. On parlait alors du « rebouteux » mais, quelle est la différence avec le chiropracteur, avec l'ostéopathe, avec le naturopathe, et toutes ces « nouvelles médecines alternatives » actuelles ?

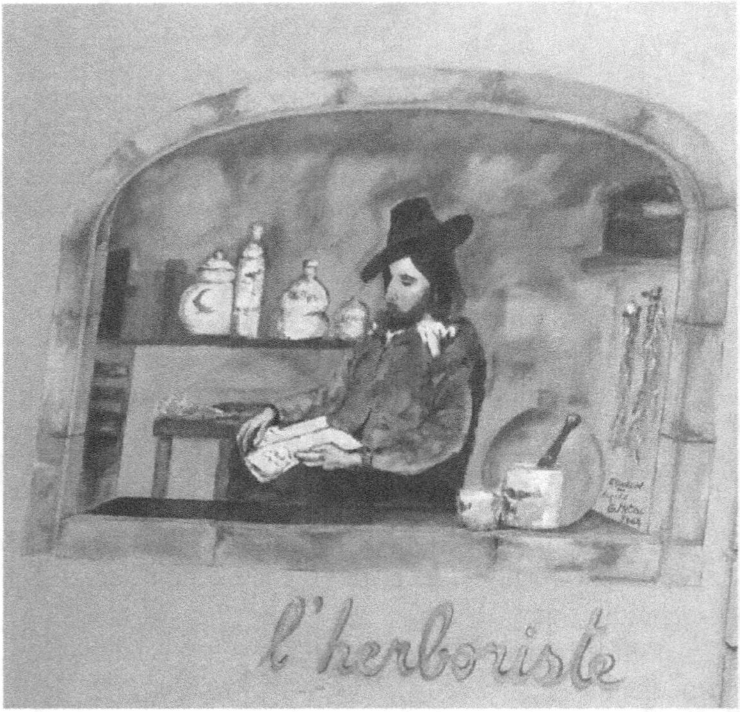

PETIT LEXIQUE DES MEDECINES NON CONVENTIONNELLES

Les termes sont définis plus loin avec une liste détaillée.

Thérapies non conventionnées mais remboursables au moins partiellement si elles sont pratiquées par un médecin

Acupuncture
Aromathérapie*
Balnéothérapie et thalassothérapie
Biofeedback
Ostéopathie*
Kinésithérapie
Phytothérapie*
Chiropraxie

Gélothérapie
* si pratiquée par un thérapeute agréé, comme un médecin.

Thérapies non conventionnées et médecines douces dites alternatives

Ayurveda
Guérisseurs
Magnétiseurs
Sophrologie
Massages
Naturopathie
Réflexologie
Luminothérapie
Kinésiologie

Vous souffrez ! Comment choisir parmi toutes ces thérapeutiques ? Le bouche-à-oreille, par les amis qui ont connu quelqu'un qui connaissait quelqu'un qui s'était fait soigner efficacement par un naturopathe.

Question : J'ai mal dans une articulation et ni le médecin ni les médicaments qu'il me donne ne me font d'effet. Dois je aller consulter un guérisseur ?
Réponse : il n'y a pas de douleur sans une anomalie fonctionnelle. Le médecin est peut-être passé à côté d'une pathologie qu'il ne connaît pas ou d'une maladie inflammatoire en cours d'installation. Essayez de voir un arthrologue, spécialiste des articulations. S'il ne trouve rien, demandez-lui votre dossier d'imagerie par exemple et allez consulter un ostéopathe.
Question, (suite), Mais vous ne pensez pas qu'un magnétiseur me réglerait mes problèmes articulaires ? Mon amie, avec qui je vais jouer au bridge, m'a dit qu'elle allait chez un homme dans un village pas loin qui lui passe les mains sur la douleur et en deux séances elle est soulagée. Il lui a aussi indiqué des plantes à faire en tisane.
Réponse, (suite), Dans ce cas, vous êtes libre d'aller voir un guérisseur. Si cela ne vous fait pas de bien, cela ne peut pas faire du mal. Mais si vous souffrez encore après le magnétiseur, n'attendez pas pour voir un ostéopathe.

3- Qu'est-ce qu'un guérisseur ?

Un guérisseur est une personne qui pratique des gestes, des activités, des manipulations des personnes dans le but de les guérir. Il se distingue évidemment du médecin ou de l'infirmier par le fait qu'ils n'ont généralement pas de diplôme attestant que les gestes de guérison ont été appris au cours d'études reconnues par les établissements de santé.

Le guérisseur se trouve ainsi à la frontière de l'exercice illégal de la médecine Selon l'article L.4161-1, les guérisseurs non confirmés par un diplôme sont passibles d'amendes et d'emprisonnement.

Le délit d'exercice illégal de la médecine est régulièrement utilisé par les tribunaux pour sanctionner les personnes exerçant des activités médicales sans être titulaires des diplômes requis.

Son utilité pour lutter dans ce domaine contre des pratiques liées au paranormal apparaît dès lors assez évidente. Ce serait pourtant une erreur de croire que ce texte a pour objectif de réprimer les pratiques thérapeutiques sans valeur scientifique.

En effet, l'intérêt social qu'il protège n'est qu'indirectement la santé publique.

En fait la finalité première de cet article est de préserver le monopole des médecins en ce qui concerne l'exercice de la médecine, cette incrimination est en réalité parfaitement indifférente à la qualité du diagnostic ou de la thérapie utilisée, pour se focaliser uniquement sur la qualité de la personne posant ce diagnostic ou prescrivant cette thérapie :

l'exercice illégal de la médecine ne sanctionne pas la « non-médecine », il sanctionne le « non-médecin ».

Néanmoins, ce texte doit permettre d'éviter le « *charlatanisme* » c'est-à-dire la pratique de prétendues manipulations ou d'actes supposés guérir, mais qui n'ont que pour but de soutirer de l'argent à des gens qui souffrent et se trouvent ainsi dépendants du prétendu guérisseur.

L'exercice illégal de la médecine est aujourd'hui défini par l'article L.4161-1 du code de la santé publique (voir encadré). Il ressort de ce texte que trois éléments doivent se trouver réunis pour que cette infraction soit constituée : que l'un des actes incriminés soit réalisé (principalement un acte de diagnostic ou de traitement), qu'il le soit de manière habituelle, et enfin, que l'auteur de ces actes ne soit pas titulaire des diplômes en autorisant la pratique.

Question : je souffre de douleurs que le médecin ne sait pas localiser. Je veux consulter un guérisseur. Comment être sur que ce ne sera pas un « charlatan » ?
Réponse : L'efficacité d'un guérisseur tient à sa réputation. Ceux que j'ai connu ou que je connais sont des praticiens dont les succès auprès des patients étaient attestés par la transmission de « bouche-à-oreille » de leur efficacité à éradiquer les maux dont souffraient leurs patients.

Comment je sais ce qu'est un guérisseur ?

(Voir, François MATH, Guérisseurs et médecines non conventionnelles, Ed Presses Universitaires de Lorraine, 2014)

Je suis le descendant d'une longue lignée de centaines de guérisseurs, car mes ancêtres autrichiens étaient déjà connus pour leurs dons vers 1600 comme en attestent mes archives recueillies sur place, dans le Voralberg.

La pratique des guérisons, hors la médecine, était une nécessité dans les régions de campagne isolée.

Mes ancêtres vivaient à Latterns, un village de montagne à plus de 1000 mètres d'altitude.

Trouver un médecin au cœur de l'hiver était impossible, car ceux-ci étaient surtout localisés à Feldkirch, dans la plaine distante de plus de 30 km.

Aussi, l'homme du village qui maîtrisait le feu, et se servait d'une forge, donc le forgeron ou le tailleur de pierre, était considéré par les villageois comme une sorte de magicien maîtrisant le paranormal.

En outre, le tailleur de pierre réalisait les épitaphes funéraires et il savait lire et écrire, car ils étaient initiés par le pasteur (*Pfarant*) du village. Le fait de savoir lire leur donnait accès à des textes décrivant la manière de soigner et les noms des plantes à utiliser. Ils étaient ainsi les personnes respectées du village.

Le dernier de mes ancêtres guérisseurs fut mon grand-père.

Il avait son cabinet dans un village de Lorraine proche de Nancy.

Chaque jour, quinze ou vingt personnes venaient le consulter.

Il guérissait des maladies comme le croup, la typhoïde et il savait remettre une épaule déboîtée. Il avait été officier de la Grande Guerre et il était très croyant, de sorte que les médecins du village ne l'ont quasiment pas ennuyé dans ses pratiques.

Les malades le consultaient librement et il ne demandait rien en échange.

Cela faisait partie de l'éthique du guérisseur : Dieu leur a donné ce don de guérir, cela ne peut pas être payant. Cependant, des patients venaient avec des fruits, des légumes ou de la viande. Sa réputation venait de son efficacité sur les gens, mais aussi sur le bétail, en remplacement d'un vétérinaire parfois occupé.

Il rêvait que je lui succède et avant de mourir.

Il souhaita m'initier.

Il me transmit divers gestes destinés à guérir, un pendule et des documents. Il m'avait légué « le secret », c'est à dire comment remettre une cheville, comment guérir une migraine, mais il ne s'était jamais assuré de savoir si j'avais le « fluide magnétique », c'est-à-dire cette chaleur intense que le corps concentre vers les doigts. J'avais reçu aussi cette longue liste des saints guérisseurs qu'il fallait invoquer en même temps que le magnétiseur cherchait à extirper du corps malade les humeurs malfaisantes…

Ainsi, mon ancêtre espérait que j'allais perpétuer cette force particulière qui l'habitait et qu'il utilisait pour faire entrer son « fluide » de guérison et pour chasser les causes de la maladie. Pour lui c'était un don que Dieu lui avait fait de redonner la santé à ceux qui venaient le solliciter pour qu'il arrache leur maladie de leur corps. C'est vrai qu'il terminait parfois des séances de passes manuelles sur des malades dans un état d'épuisement qui m'interrogeait tant son esprit se concentrait sur les points douloureux du malade. Pourquoi devait-il développer une telle intensité mentale pour guérir ?

Le secret : Les Saints guérisseurs et les prières pour obtenir une guérison

Si le secret est l'ensemble des pouvoirs exceptionnels qui font de certaines personnes des guérisseurs, le terme « secret » que mon ancêtre m'a transmis fut un petit carré de papier portant une liste des saints guérisseurs. Je ne donnerai pas le contenu de cette liste parce que j'ai promis la discrétion à mon ancêtre.

Quelques exemples énumérés ci-dessous ressemblent assez à ce que j'avais reçu il y a 60 ans et que je n'ai jamais utilisé en tant que guérisseur, puisque j'ai rompu la chaîne des guérisseurs dans ma famille en me tournant vers les sciences médicales.

Il m'est cependant arrivé d'assister à des séances de soins utilisant les prières associées à des manipulations chez des enfants souffrant d'infection et présentant une forte fièvre.

Le guérisseur posait ses mains sur des régions du corps où pourraient se trouver des ganglions lymphatiques et il récitait ces litanies lancinantes qui créent à celui qui les reçoit, ainsi d'ailleurs que dans l'entourage, une sorte d'état hypnotique propice à la suggestion.

Nous retrouvons ces états mentaux étranges lors des processions religieuses au cours desquelles les participants répètent inlassablement les noms de saints au point que cela entête à la limite de l'hypnose.

Dans la pratique du cabinet de mon grand-père, il m'est arrivé d'assister à de tels états de transes provoqués par les litanies, la chaleur et les odeurs entêtantes des plantes qui brûlent sur le coin du poêle à bois.

Voici quelques exemples de prières que mon ancêtre m'avait transmis. Elles étaient écrites en petits caractères sur un bout de papier de 10cm x 10cm qu'il cachait dans le creux de sa main devant les malades.

Prière des coupeurs de feu à Saint Laurent pour calmer les brûlures

O grand Saint Laurent,
Sur un brasier ardent
Tournant et retournant
Faites-moi la grâce
Que cette ardeur se passe :
Feu de Dieu, perds ta chaleur,
Comme Judas perdit sa couleur,
Quand il trahit, par passion juive
Jésus au jardin des olives.

Prière à Sainte Rita

Très doux cœur de Jésus, avec la même foi et le même amour qui dictèrent à Marthe et à Marie cet appel : « Seigneur, celui que tu aimes est malade ! », j'ose moi aussi t'adresser ces paroles car j'espère ardemment le secours de ta divine miséricorde.
Que vienne ta grâce, Seigneur Jésus, par les mains de ta très Sainte Mère Marie et de ta servante Rita, afin que la personne malade que je te recommande recouvre la santé. Accorde-moi cette grâce, Seigneur, par les mérites de ta fidèle Rita. Vois ses pénitences, ses grandes douleurs dont elle souffrit pendant les 15 années ou tu voulus l'unir spécialement à ta Passion.
O Sainte Rita, intercède pour moi auprès de ton Epoux crucifié. Qu'Il accorde la santé à cette personne malade pour laquelle je prie.

Prière pour demander la guérison d'une maladie

Mon Dieu, qui permettez ou envoyez même les maladies pour éprouver vos serviteurs, leur rappeler vos bienfaits, leur inspirer une Sainte crainte de vos jugements, les ramener à la vertu et faire naître en eux de Saints désirs d'une vie plus parfaite, jetez un regard de bonté sur N..... Par l'intercession du Bienheureux N....., adoucissez ses maux, faites-les-lui sanctifier par la patience et par une entière soumission à votre volonté adorable. Daignez enfin lui rendre la santé et avec elle la résolution inébranlable de la consacrer désormais à votre service et à l'accomplissement de ses devoirs. Mais ce que nous demandons surtout pour lui, Seigneur, c'est plutôt le salut de l'âme que celui du corps, bien convaincu que cette vie passagère ne nous est donnée que pour nous en assurer une meilleure. Seigneur, nous ne pouvons rien sans le secours de votre grâce. Nous l'implorons avec insistance pour lui et pour nous, par les mérites de N.S.J.C, et l'intercession de Marie conçue sans pêché, et du

Bienheureux Saint N....

Ainsi soit-il.

Saint N.... nous vous adressons cette invocation en toute confiance pour N..... qui est atteint de ....Nous vous supplions et vous conjurons par Jésus et Marie de bien vouloir l'aider et l'assister de tout votre pouvoir.

Ainsi soit-il.

Les manipulations et la gestuelle des guérisseurs

La pratique des guérisons que j'avais apprise de mon ancêtre reposait sur les manipulations des parties douloureuses, surtout de la chiropraxie, et l'utilisation des plantes.

Je devais parfois reconnaître des plantes qui soignent, car il me demandait d'aller chez l'herboriste lui chercher diverses plantes.

C'était de la phytothérapie avant qu'on en parle.

La phytothérapie médicale et les plantes qui guérissent ou des manières différentes d'accommoder les plantes qui guérissent.

***Question* : quelle différence y a t-il entre la phytothérapie médicale et les soins par les plantes proposés par les guérisseurs et les nombreux sites internet ?**

Réponse : Il y a beaucoup de différences.

La phytothérapie est une médecine basée sur l'usage et la prescription d'extraits de plantes. La plupart de ces substances ont été conditionnées par des laboratoires comme Boiron ou Arkopharma et elles respectent les directives de l'OMS en matière de protection et de ciblage des maladies. On parle ici de *phytomédicaments.*

En ce qui concerne les soins par les plantes proposées par les herboristes et par les guérisseurs ce sont des pratiques qui remontent à la nuit des temps. Les décoctions de myrte, de chanvre, de thym ou de saule étaient connues par les Sumériens, puis par les Égyptiens et les Grecs de l'antiquité.

Mais attention, tout n'est pas anodin dans une plante et par exemple, les sucs contenus dans les tiges peuvent être dangereux.

Les plantes qui guérissent sont recherchées parmi les herbiers naturels, sans traitement préalable. Il est possible de s'en procurer sur un marché comme « La Fête aux Plantes médicinales » installée tous les ans au mois d'août au Haut du Tot (88), le plus haut village des Vosges. Ce marché rassemble plusieurs dizaines de producteurs de plantes médicinales autour d'une boutique où sont vendues au quotidien des quantités de plantes destinées à guérir ceux qui en font des infusions. Il est aussi possible d'aller soi-même à la recherche de ces plantes. Certaines sont faciles à trouver pour peu qu'on s'équipe d'une « flore », ce genre de livre qui décrit précisément les plantes et leur usage. Mais attention, certaines flores contiennent des descriptions surtout compréhensibles par des initiés à la flore régionale. Les données pour identifier les plantes, les pétales, les corolles, les types d'inflorescences, sont très précises. Comme pour les champignons, il faut être très prudent, car il y des risques de confusions pouvant rendre très malade.

Le public ne doit pas prendre à la légère la manipulation des plantes. Celles qui sont vendues en herboristerie sont référenciées, mais la loi de 1941 a décimé le métier d'herboriste, et rares sont les connaisseurs assez prudents pour expliquer qu'il faut se méfier des plantes courantes. Ainsi, il faut éviter de consommer de la belladone, qui fourni l'atropine, un extrait que l'ophtalmologiste met dans l'œil et qui était très en vogue jusque vers 1980 pour son action sur le tube digestif et les voies biliaires. Ne pas utiliser de l'hellébore, dite herbe de Noël, ou herbe aux fous, sans précautions, c'est un purgatif aussi utilisé pour guérir l'épilepsie. Et que dire des jolis colchiques renfermant de la colchicine, qui est un poison, mais qu'on utilise encore à faible dose dans les traitements de douleurs articulaires.

Toutes les plantes sont utiles et peuvent guérir mais c'est comme les champignons, si on ne les connaît pas, cela peut être très dangereux.

Mon ancêtre utilisait donc la phytothérapie, en prescrivant des décoctions de plantes qu'on allait acheter chez un herboriste. Il lui arrivait aussi de préparer des décoctions de suc de pavot, mais aussi de jusquiame, de lierre, de mandragore. Toute cette préparation était complétée par une pratique d'hypnose basique, presque intuitive, soit en récitant des litanies lancinantes associées à des décoctions de plantes soporifiques qui permettaient de remettre une épaule ou une cheville sans douleur. Mais je l'ai vu aussi hypnotiser des patients en se servant du mouvement de balancier de son pendule.

Mon grand-père avait initié son neveu, un gendarme, à la pratique des manipulations et à l'usage du pendule.

Ce cousin m'invitait très souvent alors que j'étais étudiant en médecine pour me questionner sur la physiologie et l'anatomie. Il trouvait que les gestes de guérison presque en aveugle n'étaient pas satisfaisants. Il voulait savoir ce qu'il faisait quand il utilisait ses capacités de magnétiseur. Car lui, effectivement présentait un fort pouvoir magnétique que les patients ressentaient lorsqu'il touchait les régions douloureuses. Il utilisait le pendule pour repérer avec précision les points présentant des ruptures de conductivité magnétique, donc les points qu'il présumait responsable des douleurs ou d'autres troubles.

Pendant des années, je l'ai initié à la médecine de base et à l'anatomie humaine. J'apportais mes « *Rouvières* », cette bible de l'anatomie que connaissent tous les jeunes étudiants en médecine, et nous passions la nuit à potasser les articulations et les trajets des principaux troncs nerveux.

Un jour de 1994, il écourta notre entretien biomédical pour me dire qu'il allait mourir le jour du prochain vendredi 13. Et sa vision fut hélas juste, il mourut un vendredi 13. Il était visionnaire ??? Je pense plutôt qu'il se savait malade et son état psychique était prêt à accepter la mort et il avait choisi ce vendredi 13 pour se laisser mourir.

Il me démontrait là le pouvoir encore mal évalué du psychisme sur l'organique.

La ***psychosomatique*** reste un domaine mystérieux qui va des guérisons miraculeuses aux effets de l'hypnose dans certaines thérapies.

Ma pratique intense des arts martiaux pendant plusieurs années m'a également imposé d'être formé aux bases de chiropraxie, c'est-à-dire que j'ai appris à remettre en place un membre foulé, mais aussi le Sensei (le maître) nous initiait aux méthodes utiles pour soulager une fracture ou soigner un bleu dû à un coup mal placé, y compris dans le bas ventre… Le Maître très haut gradé que j'ai évoqué plus haut m'avait initié afin que je passe le brevet d'état de l'enseignement du judo. J'ai commencé l'initiation qui m'a été très utile dans certaines réanimations pendant des combats et par la suite en traumatologie. Certains gestes associés à des manipulations simples et avec un « petite bombe de froid » m'ont permis de régler des « bobos » permettant au patient de repartir sans problème et sans médicament ou sans atèles.

Voilà des situations où la guérison est obtenue par des méthodes anciennes transmises par les pratiquants d'arts martiaux, mais que je ne classerai pas dans les pratiques des guérisseurs.

D'ailleurs maintenant, beaucoup de médecins ont adopté ces techniques de la chiropraxie ou de la naturopathie dans l'exercice de leur activité médicale, ils ne sont pas pour autant des « rebouteux », mais ils ont le souci d'adapter les traitements dans le sens « moins de médicaments, mais plus de naturel ».

Mon héritage de guérisseur peut-il servir dans la pratique médicale

Ainsi que je l'ai dit, je descends d'une très longue lignée de guérisseurs et j'ai reçu le secret des mains de mon grand-père paternel l'année de sa mort en 1950.

Le guérisseur, c'était celui qui maîtrisait le feu (la forge pour refaire les outils qu'utilisaient les tailleurs de pierre ou les forgerons), qui connaissaient quelques rudiments d'écriture et de lecture (pour écrire les épitaphes sur les plaques de granit) et, en 1830, mon ancêtre savait lire et écrire et signer clairement son nom sur l'acte de mariage) et il était, par certains aspects de son travail, en relation avec la vie et la mort (pour les enterrements ou pour les inhumations ou les exhumations) et c'était évidemment celui qui était considéré comme possédant des pouvoirs particuliers.

Et il avait réellement le pouvoir de guérir.

Deux siècles plus tard, mon grand-père fut le dernier à utiliser le don de guérisseur près de Lure (70) puis près de Nancy (54). Avec la guerre de 39-45, mon père a refusé de recevoir le secret. Ce fut à un neveu de mon grand père, vers 1940, puis à moi que revint cette charge, vers 1950. Si mon cousin a parfois utilisé le secret, mon virage vers la science et le corps médical m'a fait mettre ce don en veille.

Pourtant, ce que mon grand-père m'avait appris, les heures passées à regarder mon grand-père faire les passes magnétiques, à brûler des plantes odorantes sur le fourneau et à se servir d'un pendule, me sont restées dans un coin du cerveau... J'ai aussi gardé en mémoire les longues litanies des saints guérisseurs, les manières de toucher le corps et surtout, le dialogue étrange qui était plus un monologue destiné à déconcentrer le patient de son problème et à laisser la place aux gestes de guérison.

Ce furent là des leçons qui me sont restées avec toutefois la nécessité de garder un certain recul.

Je ne pouvais pas reproduire les incantations ou les gestes des guérisseurs dans le contexte hospitalier, mais je pouvais utiliser les bases que mon ancêtre m'avait apprises : le dialogue, les observations, les regards plongeant dans les yeux pour saisir le mal-être ou l'origine des troubles qui avaient amené les patients devant moi, et pourquoi pas l'hypnose. Il est important que le patient se confie, et se relâche pour comprendre ce qui ne va pas chez lui.

En 90, j'ai été nommé professeur des Universités et j'ai pris la responsabilité d'une équipe de recherche clinique en neurosciences-neurologie. Avec mon équipe de chercheurs et cliniciens, nous avons étudié les troubles sensoriels au cours du développement des enfants. Ces recherches nous ont conduits à découvrir des protéines régulatrices du développement cellulaire, ainsi que des gènes impliqués dans la croissance du cerveau. Nous en parlerons un peu en abordant l'influence de la pensée sur le fonctionnement cérébral.

Dans cette même époque, j'ai retrouvé à Besançon, mon cousin guérisseur et nous avons échangé nos façons de voir le malade et les soins.

Il avait été un fonctionnaire, mais il avait beaucoup pioché dans les livres de vulgarisation pour comprendre l'origine des maladies. Il a été ravi que durant un soir par semaine, pendant plusieurs années, je vienne lui compléter ses connaissances.

Ainsi, je lui ai appris les rudiments de physiologie et d'anatomie, tandis que lui m'a rappelé l'usage du pendule et des gestes de « rebouteux ».

Cela a duré jusqu'à sa mort vers 1998.

4- Les différences et les points communs. Les deux approches thérapeutiques de la guérison sont-elles conciliables ?

Au final, le guérisseur soigne avec beaucoup d'intuition, de suggestions et parfois, cela demande beaucoup d'énergie du soignant, surtout s'il est chiropracteur, mais parfois aussi, il faut une nécessaire participation du malade.

En effet, il arrive que les manœuvres requises pour la guérison nécessitent une intense participation du guérisseur.

La plupart des manœuvres réalisées par les magnétiseurs ressemblent plutôt à des séances de kinésithérapie au cours desquelles le guérisseur promène ses mains sur le corps du malade en insistant sur les zones annoncées malades par le patient.

La similitude est encore plus vraie pour une séance de chiropraxie au cours de laquelle le « rebouteux » manœuvre un membre déboîté et le temps d'une ou deux secondes, il annonce « Dans dix secondes je vais vous faire très mal. Préparez vous. »

Car pendant qu'il dit cela, il tord le membre et on entend un craquement indiquant que tout est revenu en place, pendant que le patient compte jusqu'à dix…

C'est parfois douloureux ou pénible pour le patient, mais c'est aussi physiquement délicat pour le manipulateur qui doit parfois déplacer un membre ou imprimer une torsion importante à une partie du corps du malade pour remettre une vertèbre déplacée.

J'ai assisté à des séances plus mouvementées au cours desquelles mon grand-père luttait littéralement contre la maladie en récitant les litanies des saints guérisseurs. Le patient était alors plus ou moins hypnotisé par divers artifices ou en état de narcose grâce au ***Laudanum****.
D'autre part, la prescription des plantes était presque systématique.

Le laudanum,

C'est une drogue qui fut très utilisée par les guérisseurs et les chirurgiens.

Le laudanum ou « vin d'opium » fut inventé par Paracelse au XVIe siècle. Elle se buvait en petite quantité et servait d'analgésique jusqu'au XXe siècle.

Quelques exemples de guérisons :

Le croup ou Laryngo-trachéo-bronchite est une affection respiratoire virale qui produit un gonflement des voies aériennes supérieures et donc un gène plus ou moins important de la respiration.

Aujourd'hui, le croup se traite avec des stéroïdes oraux et si la gêne respiratoire est trop sévère, on a recours à de l'adrénaline.

Hier, quand mon grand-père se trouvait confronté à un enfant atteint de croup, il faisait une décoction de racine d'euphorbe, connue pour les propriétés expectorantes, et de la mélisse qui joint des vertus antivirales à des propriétés relaxantes.

Ainsi, j'allais chercher pour mon grand-père des plantes chez un herboriste très connu sur Nancy. Il suffisait de lui dire quel genre de mal le guérisseur voulait soigner et l'herboriste trouvait rapidement dans ses bocaux la ou les plante(s) qui convenaient.

Je me rappelle aussi cet homme qui avait chuté dans une carrière proche et qui saignait abondamment. L'homme lui avait été amené car le médecin du village était pris ailleurs et il y avait urgence. De toute manière, en cette moitié du XXe siècle, dans les villages, il y avait un consensus entre le médecin et le guérisseur.

Donc mon grand-père pouvait être amené à soigner les hommes et les bêtes qui souffraient quand le médecin ou le vétérinaire étaient défaillants.

Ce jour-là, le sang coulait de la plaie importante sur la tête de l'homme inanimé.

Aujourd'hui, j'aurais diagnostiqué une fracture du crâne, car un peu de sang coulait de l'oreille gauche, et j'aurais demandé un transport rapide aux urgences de l'Hôpital.

Le guérisseur saisi rapidement de l'écorce de manguier qu'il jeta dans l'eau qui bouillait sur le poêle pour nettoyer la plaie. En même temps il commença les prières aux saints guérisseurs et il plaça ses mains enduites d'une décoction à base d'huiles au-dessus du crâne blessé. Le film de cette guérison est resté ancré dans ma mémoire d'enfant. Le visage du guérisseur arc-bouté sur ce crâne qu'il voulait soigner devenait un masque grimaçant. Et il continuait de débiter la litanie incompréhensible et monotone. Et ses mains tremblaient et semblaient fouiller le crâne pour en extraire le mal.

Après quelques minutes, il suait abondamment.

Cela donnait l'impression qu'il dégageait de la chaleur destinée à cautériser la plaie.

C'était une blessure grave.

C'était une hémorragie cérébrale.

Il le savait, mais il prit ses décoctions et d'une main, il les fit couler abondamment sur la plaie, tandis que l'autre main tremblait encore au-dessus de la plaie comme pour la chauffer. Après une demi-heure environ, le guérisseur ne laissait plus qu'un doigt sur la plaie qui ne saignait plus. Il se pencha alors près de l'oreille du malade et lui murmura quelque chose du genre « je t'ordonne de t'éveiller ! ». L'homme ouvrit les yeux, son visage livide repris des couleurs, tandis que mon ancêtre épongeait la sueur qui lui ruisselait sur le visage et prenait un verre de vin rouge posé sur une table et l'avalait d'un trait.

Il venait de sauver cet homme.

Il en avait sauvé beaucoup d'autres car il fut officier-médecin lors de la guerre de 1914 et il eut beaucoup d'occasions pour exercer ses dons de guérisseurs sur des blessés plus ou moins graves.

Revenu en Lorraine, il sauva beaucoup d'autres gens atteints de maladies diverses. Les malades faisaient la queue pendant des heures pour se faire soigner par mon grand-père.

J'ai assisté plus récemment au même scénario pour une femme souffrant d'une plaie importante au ventre consécutive à une péritonite mal recousue. Le guérisseur marmonna ses litanies, une main était posée sur la plaie purulente. A la fin de la séance la plaie n'était pas fermée, mais elle ne suintait plus. Une séance supplémentaire assura la cicatrisation définitive.

Dans ce cas, les traitements médicaux, les pommades cicatrisantes et les médicaments à base de corticoïdes avaient échoué lamentablement, alors que les mains d'un guérisseur avaient fait le travail de cautérisation utile.

Voilà une situation qui remet en question l'efficacité des médecines, des médicaments et autres pommades et qui incite la foule des patients à s'interroger sur les options : médecins ou guérisseurs ?

La même option se retrouve dans le problème des vaccins. Actuellement, le public boude les vaccinations contre la grippe depuis les avatars et une certaine inefficacité des produits pharmaceutiques des dernières années.

La dramatique pandémie de Corona Virus qui vient de sévir sur tous les pays de cette terre pendant près de deux ans, faisant 5 600 000 morts (130 000 en France) et près de 375 millions de personnes contaminées, parfois sévèrement malades, vient de montrer les limites des organisations médicales mondiales.

Face à l'importante mortalité, ce ne furent pas les recherches de médicaments qui furent développées dans l'urgence, mais uniquement le confinement et l'usage des masques pour empêcher les contacts entre malades et bien portants. Certes ce fut de sages précautions puisque le corps médical et la pharmacopée semblait ne pas disposer de traitement efficace.

Beaucoup d'atermoiements, de querelles stériles entre spécialistes pour aucun résultat.

Tout ceux qui étaient âgés, fragiles, ou trop exposés moururent ou furent sévèrement touchés.

Aujourd'hui, l'épidémie est en train de régresser spontanément comme toutes les épidémies virales, et les querelles entre scientifiques se poursuivent inutilement, je dirais, ridiculement.

Face à l'incapacité du système de santé à rechercher dans la pharmacopée quelque chose d'utile, la plupart des malades restèrent malades chez eux, boudant les généralistes, optant pour l'automédication.

Après 6 mois d'épidémie virale, il n'y avait toujours pas de vaccin, ni de produit capable de ralentir la propagation virale… Et 2 ans après, il y a deux ou 3 vaccins et toujours pas de substance pour éradiquer le virus.

Alors actuellement moins de 65 % des gens se sont fait vacciner, malgré la gratuité du vaccin après 65 ans. De plus en plus de personnes ne seront pas protégées ou opteront pour l'homéopathie (*oscillococcinum* par exemple ; c'est un extrait d'intestin de canard), mais il y a aussi des traitements phytothérapiques comme l'*aconit* si l'état est fiévreux ou la *belladone* si le malade se sent faible ou encore *gelsemium* si il ressent des courbatures.

Et nous ne citons là que quelques substituts à la vaccination traditionnelle.

L'efficacité de ces vaccins est probablement encore moins bonne que celle du vaccin traditionnel. En effet, en cas de grippe sévère déclarée, la meilleure solution est de consulter un médecin qui dispose de médicaments efficaces pour atténuer les symptômes grippaux au lieu de prendre le risque de tenter d'avaler des petites pilules dont l'efficacité est surtout liées à la répétition des doses sur un temps long. En phase de pic de contagion le temps est compté et l'efficacité incertaine.

Le médecin d'aujourd'hui soigne avec deux catalogues en tête : celui des « syndromes » appris pendant les études en créant un tableau à doubles entrées d'un côté les différents symptômes, de l'autre les maladies possibles.

Le second catalogue est celui des médications, examens et traitements possibles.

Il faut faire coïncider les deux tableaux pour prescrire les bons traitements.

Pourtant, rappelons-nous les médecins « de famille » qui venaient n'importe quand, la nuit ou le dimanche quand on les appelait. Ils connaissaient leurs patients, demandaient des nouvelles de la famille tout en regardant le fond de la gorge ou en examinant une blessure. Parfois, ils recousaient la plaie eux-mêmes pour éviter d'aller faire la queue aux urgences.

C'était quand cela ? C'était il y a quelques années, car il arrivait que lorsqu'un de mes enfants se blessait ou avait une très forte fièvre, il fallait faire venir le médecin de famille à domicile, même le dimanche. Il venait et prenait le temps de parler et de faire ses soins. Aujourd'hui, le médecin de famille reste chez lui, il faut aller le voir, ou si c'est le dimanche, il faut solliciter SOS médecin qui vient deux ou trois heures plus tard ou il faut aller aux urgences où l'on attend dans le couloir avec un membre blessé pendant des heures.

J'ai pu pratiquer à l'hôpital, en France (Pitié-Salpêtrière), en Belgique (hôpital de Liége, pédiatrie) ou aux Etats-Unis (service de Neurochirurgie, Hôpital de Yale, CT) en dialoguant au maximum avec les patients.

L'approche du malade était quelque chose de proche de l'analyse psychothérapique, tout en gardant un œil sur le visage, sur les gestes du malade, sur son histoire, ce que nous appelons « l'anamnèse » (tracer l'histoire des maux dont souffre le malade) qui est trop peu pratiquée, faute de temps à consacrer à chaque malade.

Tout cela, mon ancêtre guérisseur le faisait, assez souvent il parlait, demandait au malade des nouvelles de ses enfants ou de sa récolte, et cela créait une osmose profonde entre le patient et le soignant.

Ainsi, il est important d'installer une confiance qui permettra de pénétrer mentalement le corps malade pour dénicher ce qui n'est souvent pas visible.

Soigner ne doit pas être un acte simplement délivré par le médecin, ce doit être aussi un échange d'informations.

Depuis les guérisseurs qui pratiquaient dans le fond de la forge jusqu'aux guérisseurs qui ont aujourd'hui pignon sur rue, y a-t-il des différences ?

Pendant très longtemps, les guérisseurs passaient pour un peu (ou même beaucoup) comme des sorciers.

Ils pratiquaient au fond de l'atelier du forgeron ou du moins près d'un forge, celle qui servait à fabriquer les outils des tailleurs de pierre ou les fers à chevaux par exemple.

La pratique nécessitait la détention d'« un secret » transmit de père en fils. Ce qui fait que les familles de guérisseurs traversaient les siècles, surtout si elles avaient acquis une réputation d'efficacité.

Des guérisseurs ou des sorciers ?

Pour les scientifiques que nous sommes, la pratique des guérisseurs est facilement assimilée à la pratique vaudou, au chamanisme ou aux sorciers.

N'ayant pas d'explication structurée sur ce qui permet de comprendre les éventuelles guérisons, nous restons sceptiques, méfiants, et très en retrait de ces pratiques.

Les pratiques des guérisseurs font appel à des « esprits » que l'on pourrait rapprocher des saints guérisseurs de notre environnement européen.

Les vaudous font appel à *Erzuli*e par exemple. C'est une « entité » qui peut habiter le corps d'un malade et si on s'assure sa bonne volonté, elle guérit ; si Erzulie n'est pas sollicitée dans les règles, elle peut avoir des effets maléfiques.

Cependant les *vaudouistes,* adeptes de ce culte vaudou né dans le Dahomey, se revendiquent éloignés de la sorcellerie et plus proches des guérisseurs dont le seul but est la guérison.

Leurs « prêtres » font appel aux forces des Dieux et des forces invisibles grâce à l'aide d'un esprit le *papa legba*. C'est lui qui ouvre les portes du monde occulte. Avec des rituels plus ou moins étranges comme des sacrifices d'animaux ou l'utilisation de poupées d'argile dans lesquelles on plante des aiguilles là où cela fera mal à l'individu. Celui-ci se croit ensuite possédé ou au contraire ces aiguilles aideront à vaincre les esprits du mal pour favoriser la guérison.

Des guérisseurs aux prêtres exorcistes

On peut se référer à l'ouvrage d'Alexandre Grigoriantz, *Guérisseurs et exorcistes de notre temps, 2012* -, pour appréhender comment en 2020, il y a encore des hommes ou des femmes très malades parce qu'ils ont été victimes d'un sort maléfique.

Un prêtre exorciste est parfois appelé pour « extraire » du corps malade le mauvais esprit.

Il existe actuellement un prêtre catholique exorciste par diocèse. Son existence est généralement maintenue très discrète et secrète.

Hippocrate, notre grand ancêtre médical, disait :

« *Si tu es malade, recherche d'abord ce que tu as fait pour le devenir.*

Si quelqu'un désire la santé, il faut d'abord lui demander s'il est prêt à supprimer les causes de la maladie.

Alors seulement il est possible de lui rendre la santé. »

Ce qui signifie qu'à l'époque d'Hippocrate, on supposait que la maladie venait de problèmes personnels qu'un simple interrogatoire sur l'histoire du patient peut éclaircir et ainsi mener à la guérison.

Hippocrate, le père de la médecine, annonçait les prémices de la psychothérapie ou de la naturopathie et pas vraiment de la médecine dure.

C'est vrai que depuis la nuit des temps, être malade c'est être possédé par des esprits maléfiques qu'il fallait supprimer pour guérir. Les saignées, c'est-à-dire une incision du lobe de l'oreille, permettait d'espérer que les mauvais esprits partiraient dans le sang qui coulait. Cette pratique destinée à éliminer le mal a perduré jusqu'au début du XXe siècle et mon ancêtre pratiquait aussi les applications de sangsues.

Que faisaient les médecins apothicaires du moyen âge ? Il n'y avait pas vraiment de frontière entre le médecin, parfois issu des rares écoles de médecine (la première fut celle de Salerne au XIe siècle, puis ensuite, Paris et Montpellier vers 1200) et les guérisseurs ou les apothicaires.

Les médecins de l'époque ne disposaient pas de techniques pour diagnostiquer.

Leur savoir-faire était surtout chirurgical.

Dans ce contexte assez imprécis, les vrais médecins compétents sont plutôt à côté des puissants, et le peuple doit se soigner avec ses convictions et les guérisseurs.

C'est pourquoi, il est intéressant de se pencher sur les pratiques que les exorciseurs ou les désenvoûteurs utilisaient pour éradiquer le mal qui était ancré dans le malade, donc pour faire une action de désenvoûtement :

Je n'ai pas réussi à entrer en contact avec un exorciseur et ce que j'en connais ne vient que de discussions libres avec des prêtres.

Les publicités pour les prêtres désenvoûteurs sont identiques à celles de tous les guérisseurs.

Ils proposent d'intervenir pour repousser le mal quand on subit : « Un empêchement d'avancer professionnellement, des blocages dans divers domaines, une rupture inexpliquée avec un être cher,… »
Il s'agit là de troubles essentiellement psychosomatiques associant une contrariété dont la physiologie hormonale explique la nature à un dysfonctionnement organique engendrant des soucis métaboliques, infectieux ou même des cancers.
On ne peut pas le nier, la qualité du fonctionnement de tous nos organes dépend directement de notre état mental.
Des troubles mentaux, un violent stress ou un mal-être peuvent engendrer de graves troubles organiques qui sont considérés par certaines personnes comme de l'envoûtement.
Nous, les médecins, nous dirions qu'une psychothérapie appropriée devrait régler les anomalies.
Certains optent pour un exorciste, persuadés qu'ils sont habités par un esprit maléfique qui les rend malades.
Comment l'exorciste procède-t-il pour désenvoûter ?
Les procédés datent de plusieurs siècles.

- *Notez que je n'émets pas d'avis sur cette pratique ; je me contenterai de donner le canevas des actions que l'exorciseur doit pratiquer :*
- Il faut d'abord s'assurer qu'il y a bien une entité maléfique
- Il faut ensuite purifier les lieux et redonner de l'harmonie aux lieux habités par les mauvais esprits.
- Le prêtre trace des croix, utilise du sel pour purifier, de l'eau bénite est projetée partout où l'esprit pourrait se trouver, il récite des litanies pour enjoindre l'esprit à quitter le malade pour lui redonner la santé.
- Les réactions du malade « envoûté » doivent être surveillées, car s'il est « habité » par l'entité négative, il réagira parfois violemment à la tentative d'exorcisme. Etc.

Nous notons que ces comportements maladifs sont à rapprocher des états psychotiques qu'un traitement psychiatrique peut et doit éliminer.

On dit que le médecin soigne les corps et que le prêtre soigne les âmes, mais aujourd'hui, il n'y a pas autant de différences. Mes discussions sur le sujet avec des prêtres jeunes ou moins jeunes sont difficiles.
Pour la plupart d'entre eux, il n'est pas exclu que certains malades soient porteurs d'un mauvais esprit et que celui-ci peut, doit être chassé par l'exorciseur, soit, par un recueillement profond et par des états de méditations religieuses qui ne donnent plus de prise au mauvais esprit.
C'est aussi le cas des miracles observés dans des villes saintes.
L'intensité de la croyance, avec la communauté d'hommes et de femmes priant autour du malade, produit un repli du malade sur son « soi » profond. Il est dans une sorte d'état de transe qui produit une stimulation du système immunitaire et active certains gènes, comme on le verra plus loin dans les explications sur l'influence de l'esprit sur le végétatif.
Lisez ce texte de C. de la Rosa, en 2013, *Thérapie et croyance* : l'élément surnaturel dans la guérison des malades. Voyez aussi N. Bailly et col., dans le bulletin de psychologie, 64, 2013, une étude des liens entre les croyances religieuses et spirituelles, la santé et l'âge.... dans cette étude faite sur 254 personnes, 245 se disent convaincues qu'avoir une foi religieuse aide à guérir de certaines maladies.
Une enquête faite dans des hôpitaux américains et aussi une récente enquête canadienne en milieu psychiatrique ont également montré que les malades qui ont une foi profonde guérissent plus rapidement de maladies comme le cancer mais aussi de leurs troubles psychiatriques.

Après tout, l'évidence d'un lien entre les troubles mentaux, le stress et le mal-être et des soucis intestinaux ou une infection bactérienne n'est acceptée que depuis peu de temps.
Il est encore difficile de faire comprendre à des médecins que si les hormones cérébrales ne sont pas sécrétées de manière appropriée, cela affaibli le système immunitaire et laisse la place aux virus ou aux bactéries.
Nous présenterons plus loin les détails de cette organisation humorale essentielle pour le maintien d'une santé acceptable.
Même si cela est très complexe, il est important que le lecteur voie comment, chez tout un chacun en bonne santé, le cerveau fonctionne en parfaite synchronisation avec les organes, avec le sang et avec la lymphe, tout cela grâce au système « sympathique », ces nerfs qui contrôlent le cœur, l'intestin, le foie, les reins, les glandes sexuelles, etc.

5- De la transmission du secret aux divers diplômes de guérisseur, l'évolution est-elle bénéfique pour les malades ?

Dans une famille de guérisseur, on cédait le secret au garçon aîné, si possible, celui qui gérerait la marbrerie ou l'atelier du forgeron ou du maréchal ferrant.
Mon grand-père qui pensait que j'avais l'étoffe d'un guérisseur me donna les accessoires : le pendule en bronze et le minuscule papier sur lequel étaient figurés la centaine de saints guérisseurs.
Mon grand-père avait des fonctions municipales importantes et il pratiquait son don dans son logement de fonction aménagé avec une salle d'attente et une petite pièce où la forge était remplacée par un petit fourneau Godin.
Ses qualités de guérisseur reconnues et amplement sollicitées de toute la Lorraine permettaient cette tolérance aujourd'hui impensable.
On lui permettait d'exercer une activité non reconnue par le corps médical dans un local municipal.
Mais les guérisseurs de cette époque ne demandaient rien en échange de leurs services, ce n'était donc nullement une activité lucrative.
Aujourd'hui, les guérisseurs ont pignon sur rue et sont bien visibles au même titre que les infirmiers ou les kinésithérapeutes.
On ne les cherche plus au fond d'une grange.

Dans quelques villes, ont peut voir leur enseigne « guérisseur » et sur leurs vitrines sont affichées leurs pratiques thérapeutiques.
D'autres sont nantis d'un « diplôme » de praticien qui leur permet de signaler cette capacité sur une plaque à l'entrée du cabinet.

Ainsi, pour les malades, du moment qu'une plaque atteste que le praticien a une compétence, peu importe si la compétence est innée, comme pour un guérisseur magnétiseur ou si elle a été obtenue, comme pour le diplôme d'ostéopathe* après 5 ans de pratique et quelque 3000 heures de formation.

D'autres diplômes comme celui de magnétiseur, de naturopathe*** ou de sophrologue**** nécessitent quelques semaines d'exercices pilotés à distance par un organisme privé.

** Le diplôme d'ostéopathe n'est pas un diplôme d'état. Les médecins qui pratiquent les manipulations ont suivi la formation, mais bon nombre d'ostéopathes n'ont pas eu les formations en anatomie, physiologie et pathologie fondamentale, mais l'obtention du diplôme les autorise à exercer.*
*** Le diplôme de magnétiseur est délivré par exemple par l'école gérée par la société française de magnétisme (à Toulouse)*
**** Le diplôme de naturopathe nécessite 6 à 12 mois de formation... À distance.*
*****le diplôme de sophrologue n'est qu'une attestation privée assurant que la personne a suivi une certaine formation.*

6- Existe-t-il réellement un fluide, un magnétisme, un quelque chose qui permet au guérisseur d'agir sur les tissus d'un malade ?

Le magnétisme

C'est évidemment la question essentielle pour estimer que le guérisseur possède un pouvoir « concret » qui agit sur les tissus malades ou lésés par un traumatisme :

Question : *Est-ce que les guérisseurs possèdent des propriétés magnétiques comme s'ils étaient des aimants* ? *Si Oui ! Quelles sont les parties du corps qui renferment des aimants ?*

Réponse : si on se réfère à la biologie animale, de la magnétite a été trouvée dans les articulations et dans les sinus. C'est le professeur Kirchvink qui a montré qu'il y avait environ 5 mg de fer magnétique par gramme de tissu, dans le cerveau humain. Ces cristaux seraient entourés de protéines formant la « *maghémite* » présente abondamment par exemple dans les méninges.

Question : Si ce ne sont que des aimants qui guérissent, quels sont les matériaux de notre corps qui peuvent avoir des propriétés magnétiques ?

Réponse : Les *matériaux ferromagnétiques* (fortement magnétisables) : comme le fer et l'acier, le nickel, le cobalt. Or notre sang contient du fer (voir plus loin).

- Les *matériaux paramagnétiques* (faiblement magnétisable et leur aimantation cesse dès que l'aimantation provoquée cesse) : ex : le manganèse, le platine et l'aluminium. Notre corps renferme du manganèse, environ 20 mg, distribué sur l'os, le foie, des glandes comme l'hypophyse et les glandes surrénales qui secrètent cette substance importante dans le stress, le cortisol, et dans le pancréas et les reins. Nous le considérons comme un oligo-élément indispensable à certains équilibres vitaux.
- Les *matériaux diamagnétiques* (ils s'aimantent dans le sens opposé du champ magnétique) : le cuivre, l'argent, l'or, le zinc. Le cuivre est aussi un oligo-élément présent dans les articulations le sang et le foie. Il est indispensable dans l'action de certaines enzymes, celles en particulier qui contrôlent le métabolisme du sucre et des graisses. Il est également impliqué dans les régulations immunitaires et les métabolismes des substances dites neurotransmetteurs (les *neurotransmetteurs* sont des substances qui régulent la transmission des messages électriques entre les neurones dans le système nerveux)

- Si ce ne sont que des aimants qui guérissent, pourquoi ne pas utiliser des aimants en acier renfermant de la magnétite ?

  Précisément, nous verrons que les neurologues utilisent des aimants pour activer les cellules cérébrales de différentes structures sensibles au magnétisme. L'appareil utilisé est un *stimulateur magnétique transcrânien*, que l'on utilise aussi maintenant pour diverses thérapies dont nous parlerons plus loin.

C'est un médecin allemand Franz Anton Mesmer (1734-1815) qui a noté l'existence supposée d'un fluide susceptible d'être canalisé, emmagasiné et transmis à d'autres personnes et il a présumé que c'était le magnétisme.

Un chercheur américain, le professeur J. Kirshvink, a démontré qu'il existait dans le cerveau humain, environ 5 millions de petits cristaux de magnétite (aimants naturels) par gramme de tissu. Les enveloppes méningées qui entourent le cerveau contiennent, quant à elles, plus de 100 millions de ces cristaux de magnétite par gramme de tissu.

Chaque cristal de magnétite (FE3O4) auquel est associé un peu de maghémite (FE3O4) est protégé par une membrane et constitue avec elle un « magnéto-some ».

La membrane du magnétosome est formée de diverses sortes de lipides et de protéines dont certaines sont spécifiques à cette membrane.

Les magnétosomes sont répartis dans le tissu nerveux par groupes de 50 à 100 éléments.

La magnétite est un matériau très bon conducteur de l'électricité ; environ 6000 fois plus conducteur que n'importe quel autre matériau biologique.

La magnétite est donc sensible aux champs électromagnétiques.

Les magnétosomes sont en quelque sorte des organes des sens capables de percevoir les variations des champs électromagnétiques ambiants.

Les champs électromagnétiques des micro-ondes sont porteurs d'une énergie importante. Les cellules qui ne contiennent pas de cristaux de magnétite se laissent facilement traverser par des micro-ondes et n'absorbent qu'une infime partie, environ 0,046 %, de l'énergie de ces micro-ondes.

Il n'en est pas de même des cellules qui contiennent des cristaux de magnétite. Ces cellules peuvent absorber jusqu'à 30 % de l'énergie des micro-ondes qui les traversent.
Les atomes de tout réseau cristallin sont capables de vibrer collectivement.
Dans les cristaux de magnétite, les micro-ondes, par un effet magnéto-acoustique, donnent naissance à des ondes acoustiques de même fréquence.
L'effet des micro-ondes, ce sont en fait des ultrasons, les phonons, qui apparaissent. Ce sont des sons que l'oreille humaine n'entend pas.
Ces ultrasons dissipent leur énergie dans les structures cellulaires entourant les magnétosomes. Ils provoquent également des ouvertures transitoires dans la membrane des magnétosomes. Ce sont des méthodes que nous, en biologie, utilisons pour nettoyer le matériel médical des substances organiques. Nous mettons les coupelles et les tubes à essai dans un micro-onde et nous réalisons une « sonication » qui tue tous les germes restant éventuellement sur le matériel.

N'oublions pas aussi *l'effet Doppler*, une application de la résonance en micro-ondes. L'utilisation d'un cristal émettant des micro-ondes qui traversent les tissus permet les analyses en échographie. Cela montre par exemple le bébé dans le ventre de sa mère pendant la grossesse et les résolutions d'images sont telles qu'il est possible de donner le sexe du fœtus très tôt.
Ces techniques s'appliquent aussi pour les soins en cardiologie et permettent de définir les anomalies d'écoulement du sang dans le cœur.
Ainsi, le minuscule cristal de magnétite entre en contact avec les autres constituants de la cellule et permet de voir l'intérieur des tissus.

Ce sont précisément les atomes de fer de la *maghémite* (magnétite/hématite, un oxyde de fer naturellement présent dans le corps) qu'il contient s'oxydent alors en provoquant l'apparition de radicaux libres. Ces radicaux libres peuvent altérer toutes les membranes cellulaires et endommager l'ADN, l'acide nucléique de nos cellules, porteur de nos gènes et support de notre hérédité.
Les micro-ondes 900 MHz et 1800 MHz, utilisées par la technologie GSM et DCS de la téléphonie mobile, sont des ondes pulsées et modulées en amplitude. Ce sont en fait des bouffées de micro-ondes qui sortent des antennes.
La fréquence de ces bouffées est une basse fréquence (217 Hz).
Ainsi, grâce aux champs électromagnétiques propres des micro-ondes, ils se superposent aux champs électromagnétiques à basse fréquence.
Les micro-ondes 2100 MHz utilisées par la technologie UMTS de la téléphonie mobile, ne sont pas des ondes pulsées, elles sont émises de manière continue.
Tel que mentionné précédemment, tous ces champs électromagnétiques agissent sur les cristaux de magnétite du corps humain. Outre la fréquence de 217 Hz, on rencontre dans les ondes émises par la téléphonie mobile, du fait de la complexité des systèmes utilisés, des ondes de 8 Hz et de 2 Hz, qui, quant à elles, peuvent interférer avec les ondes alpha et delta émises par notre cerveau.
Une onde qui est pulsée semble être plus nocive qu'une onde non pulsée de même fréquence, aussi bien lorsqu'il s'agit d'ondes de basse fréquence pulsées par des micro-ondes.

Pour le professeur J. Kirshvink, les cristaux d'aimants naturels présents dans le cerveau humain permettent d'expliquer la sensibilité de l'homme aux champs électromagnétiques ambiants, que ce soient des champs de basses fréquences, comme ceux induits par le réseau électrique 50 Hertz, des champs de moyennes fréquences ou des champs de fréquences élevées, comme ceux induits par le micro-ondes.

S'il y a un milieu ancré dans « le réel » et que je connais bien : c'est le monde médical.

J'y ai passé cinquante années de ma vie.

Pourtant, c'est dans la campagne, dans les hautes Vosges où je vais souvent pour marcher dans les sentiers de montagne, que j'ai pris conscience du décalage qui s'est installé entre le monde médical polissé par les concepts millénaires, par ce monde persuadé que toute vie dépend du médecin et que leurs paroles sont incontournables.

Et bien dans ces dépaysements en campagne, j'ai trouvé des gens pleins de bon sens, vivant au gré du climat, des saisons, rythmés par la terre qui tourne sous nos pieds. Et quand certains de cette campagne souffrent ou rencontrent des difficultés, ce n'est pas le médecin qu'ils consultent mais le rebouteux ou le guérisseur le plus proche. Cela fait trente années que je me suis incrusté dans ces terres, et il arrive que les voisins m'interrogent pour leurs petits ou parfois leurs gros problèmes, parce qu'ils n'ont pas trouvé auprès du médecin local la guérison ou simplement le soulagement.

J'ai pu visiter à de nombreuses reprises, des exploitations des hautes Vosges. Mais je fus souvent surpris par l'utilisation, au sein de leurs fermes, de certaines pratiques étranges et anciennes : rebouteux, barreurs de feu, sourciers…

De fait, comment au cœur des vallées encaissées, les habitants, les paysans peuvent-ils prendre des heures pour descendre en ville pour consulter un médecin qui les examinera pendant un quart d'heure et leur dira, comme cela a souvent été le cas :
« Mais Michel ! Je te connais depuis longtemps. Tu n'as rien. Je te prescris un peu d'analgésique et cela ira mieux. »

Et le Michel en question, qui faisait des chutes à répétition, me posa la question. Je tâtai sa nuque, ses bras.
« C'est drôle, je ne sens rien du bout des doigts et j'ai souvent des fourmis dans les jambes ». Me disait cet homme.
« Tu l'as dit au médecin ? »
« Oui, mais il m'a dit que cela passerait. Que je devenais douillet ! »
Je soupçonnais une lésion cervicale et je lui suggérai de retourner le dire à son médecin traitant.
Au bout d'un mois, cela ne passa pas car le médecin traitant ne cru pas à une lésion, et je lui ai fait un bon de transport pour entrer dans mon service de neurologie où on diagnostiqua une fracture cervicale.

Erreur de diagnostic !

Oui, c'est sûr. Mais, quand le médecin ne peut accorder que 10 minutes ou un quart d'heure par malade, il est difficile de faire la part entre le bobo et le gros dégât.

D'autre part, les gens des villes ont tellement besoin de petits soins, de « *la bobologie* », qu'ils accaparent le temps du médecin qui n'a que 10 à 15 minutes à consacrer à chaque patient et comme il n'a généralement plus d'appareil de radiologie, si le diagnostic est délicat, il opte pour envoyer à la clinique la plus proche.

Si les gens de la montagne ou de la campagne utilisent ces méthodes de médecine non conventionnelles, c'est forcément parce que ceux qui tiennent les pendules, les baguettes de coudriers ou réalisent ces étranges gestes « magnétiques » ou font des massages ont des résultats qui soulagent et ils sont surtout en contact avec les patients. Car faute de moyens techniques, le guérisseur doit utiliser des talents de psychologue et faire parler les patients, et surtout, il doit prendre son temps pour écouter et manipuler.

La magnétothérapie : du magnétisme présumé du guérisseur au magnétisme avéré des appareils de soins

La magnétothérapie est très utilisée par des guérisseurs, mais en tant que médecine auxiliaire, elle n'a pas fait réellement ses preuves sur les maux dont souffrent les consultants.
A défaut de statistiques et d'examens précis des effets magnétiques, il est difficile de se prononcer.
Mais, il faut tout même apporter quelques points scientifiques au moulin des partisans de la réalité du magnétisme.

L'hémoglobine du sang présente des propriétés magnétiques en raison de l'hématite présente dans l'hémoglobine (notez que le nom, *hémoglobine* c'est étymologiquement : *héme* : du grec, le fer et *globine*, une protéine qui porte le fer).
Il y a trente ou quarante ans, lorsque nous commencions la « magnéto-encéphalographie » (MEG) à l'Hôpital de la Salpetrière, nous avions la sensation de passer brusquement dans le futur.
Quand l'imagerie par résonance magnétique nucléaire (RMN et IRM) est venue compléter l'arsenal, il fallait se rendre à l'évidence, les propriétés magnétiques du sang et de certains tissus permettaient de soigner autrement.

Quelle partie du corps peut-être magnétique ?

L'hémoglobine du sang peut présenter des qualités magnétiques.

Dans certaines conditions, les globules rouges peuvent s'accumuler dans une région du corps, dans le cerveau en particulier, pendant des activités mentales intenses ou dans des situations anormales dues à une lésion ou une tumeur. Leur charge en hémoglobine peut être détectée par les appareils, comme le magnétoencéphalographe ou en imagerie par résonance magnétique.

La Magnéto-encéphalographie, la magnéto-stimulation des neurones et la stimulation magnétique transcranienne

L'activité des neurones produit des champs magnétiques que l'on peut mesurer grâce à un magnéto-encéphalogramme (MEG).

On sait aussi que le cerveau est réceptif aux champs magnétiques extérieurs. Comme dans le cerveau des oiseaux migrateurs, certains neurones du cerveau humain contiennent des cristaux de magnétite, un composé utilisé pour fabriquer l'aiguille des boussoles.

Le cerveau serait donc un système ouvert, avec une fonction d'émetteur et de récepteur magnétique.

Des chercheurs estiment aussi que certains tissus contiendraient de la magnétite en quantité variable, probablement dans les articulations des doigts.

Après tout, il est certain que les abeilles ou les pigeons voyageurs disposent de petits cristaux de magnétite dans leur organe vestibulaire et dans le bec pour ces derniers et chez les grands cétacés, il y a des cristaux de magnétite dans les zones cérébrales en relation avec la mémoire.

On a découvert récemment des cristaux de magnétite à l'avant du crâne des pigeons. 10 millions de petits cristaux sont concentrés dans une petite zone de 2 millimètres.

On ignore encore comment les informations sur le champ magnétique sont transmises au cerveau, mais les expériences montrent que les pigeons utilisent leur perception du champ magnétique pour s'orienter dans leur migration.

Ainsi, si on les relâche à un endroit où on modifie artificiellement le champs magnétique, les pigeons deviennent incapables de retrouver leur chemin.

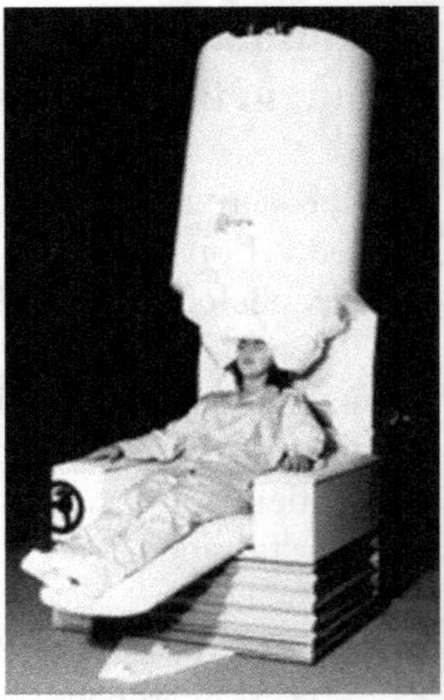

Un magnétoencéphalographe tel que j'en ai manipulé à la Pitié-Salpétriere.
Le cuir chevelu du patient est recouvert de dizaines de micro anneaux d'induction qui captent les champs magnétiques émis par les neurones dans le cerveau.

La magnétostimulation des neurones ou stimulation magnétique transcrânienne (SMT)

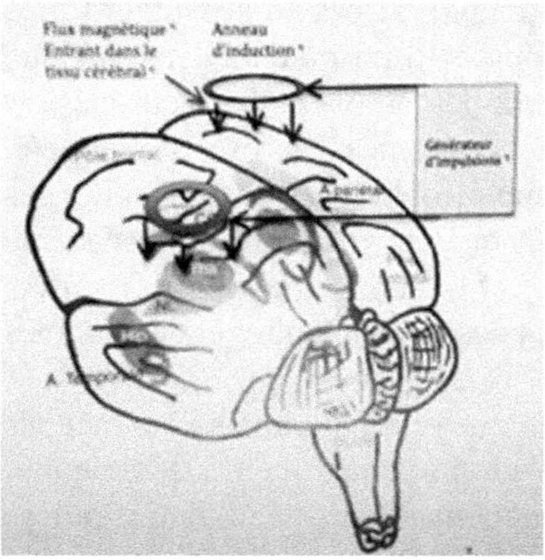

Si on place des électrodes à la surface du crâne, il est devenu possible de stimuler des neurones des zones corticales sous-jacentes.

On peut ainsi induire des pseudo-sensations dans le cortex correspondant. Mais l'emploi des stimulations magnétiques en s'affinant étend les capacités thérapeutiques de la méthode.

Ainsi, la SMT est utilisée dans les soins de dépressions et commence aussi un usage dans le traitement de maladies d'Alzheimer précoces.

Pourtant il est décrit des usages de matériaux magnétiques dès l'antiquité.

Hippocrate, notre maître grec de la médecine, connaissait le magnétisme et la magnétite. Il conseilla l'usage d'aimants pour améliorer la fertilité et Pline, vers 77, proposait des cristaux de magnétite pour les maux de tête.

Il existe quelques articles scientifiques dus au Professeur Rocard et au Professeur Kirschvink, vers 1980, qui permettent d'étayer l'hypothèse que le cerveau contiendrait

des matériaux magnétiques. Le cerveau répond aussi aux stimulations magnétiques.
Ici, ce sont des outils thérapeutiques.

Mais pourquoi ne pas franchir le pas en acceptant l'idée que certains hommes disposent d'un potentiel magnétique qui leur permet d'influencer les activités des neurones, et cela est utilisé pour diagnostiquer des sclérose en plaque et des sclérose latérales amyotrophiques. Cela incite les neurones à secréter des transmetteurs agissant sur le système immunitaire. Ainsi, la SMT semble avoir des effets bénéfiques sur le traitement des fibromyalgies et de certaines neuropathies.
J'ai déjà signalé cette technique plus haut, mais il ne faut pas confondre la SMT (stimulation magnétique transcrânienne) avec la magnétothérapie ou même la magnétothérapie pulsée qui a commencé à émerger discrètement en France depuis 2005 et se répand peu à peu depuis 2010.
D'origine probablement très ancienne, cet usage des aimants s'est développé avec la métallurgie au XVIIe siècle. Ainsi, des médecins comme Blundell, E.S en 1834, et Beydler en 1841 rapportent des essais fait sur des patients en utilisant des matériaux magnétiques. C'est Lahrovsky, à la Pitié Salpêtrière, en 1925 qui imagina le premier générateur de champ magnétique dont la finalisation et l'usage sous forme d'un stimulateur magnétique ne se concrétisera qu'entre 1985 et 1990.
L'usage des aimants en pratique médicale reste limité et encore peu attesté par des travaux portant sur un grand nombre de patients. Cependant, on trouve en abondance sur internet des propositions d'objets magnétiques comme des bracelets, des pendentifs, etc. « Dont les champs diffusent leurs bienfaits dans le corps… »

La stimulation magnétique transcranienne (SMT)

C'est une technique utilisée depuis peu pour traiter des troubles neurologiques, psychiatriques, la dépression, les TOCs, l'hyperactivité des enfants ou la maladie d'Alzheimer.
CF : Ruffener, KS., Transcranial stimulation improves phonemes processing developmental dyslexy, Brain Stimulation, 2019.
Découverte par Baker en 1985, elle connaît des usages neurologiques prometteurs pour traiter diverses altérations cérébrales.

Questions :
Est-ce que les techniques des magnétiseurs sont efficaces chez les petits enfants ?
Est-ce que le magnétiseur peut agir sur des animaux ?
Réponse :
Les passes magnétiques des praticiens reconnus s'avèrent efficaces sur les enfants dans les blessures, cicatrisations, luxations. Je n'ai pas connaissance de résultats notoires sur des infections graves ou des tumeurs. De même, j'ai vu mon grand-père soigner des chevaux malades, et les remettre sur leurs pattes, alors que le vétérinaire ne savait que faire.
L'intérêt de ces remarques est dans le fait qu'un cheval n'est probablement pas sensible à la litanie des saints guérisseurs, pas plus qu'à l'hypnose ou à la suggestion.
On peut en conclure que c'est essentiellement le magnétisme dégagé par les mains qui pourrait être responsable des guérisons que j'ai vues ainsi que de celles que l'on m'a rapporté.

Le Pendule et ses secrets

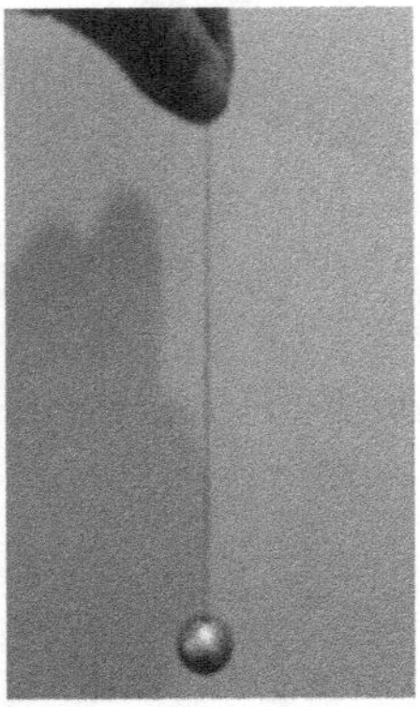

Il existe une infinité de pendules, tous certainement meilleurs les uns que les autres.
Le pendule de la photo est l'un de ceux que j'ai hérité de ma famille et il a servi à l'un de mes ancêtres, puis à mon cousin, qui l'ont utilisé dans leur savoir-faire de magnétiseur-guérisseur et parfois de sourcier.
Un de mes cousins qui était aussi sourcier l'avait souvent utilisé pour trouver des points d'eau profonds autour de Nancy.
Il m'a cédé ce pendule avant sa mort, car j'étais le seul mâle de la famille proche.
C'est une sphère en cuivre pleine de 25 mm de diamètre. Le fil traverse la sphère par un petit tube qui se termine par un petit fragment d'hématite auquel le fil est fixé. Le fil est en coton, mais surtout, il n'est pas fait d'un fil torsadé de sorte que lorsqu'il pend librement sans aucun champ magnétique proche, il ne bouge absolument pas.
S'il est en présence d'un champ magnétique faible, il oscille dans le sens des lignes de force.

D'autres pendules sont commercialisés, notamment en hématite taillée, en cône, ou en cuivre, pointe en bas, ou en buis (j'en possède un également).
Le pendule en buis en forme de sphère a été l'un de ceux de mon arrière-grand-père qui était aussi sourcier. Il utilisait le pendule en buis pour déceler des sources souterraines. On dit qu'il avait autant de réussites avec son pendule que les autres sourciers utilisant les baguettes de coudrier.

Le guérisseur utilisait le pendule pour localiser la source du mal dont souffrait le patient quand ses mains ne parvenaient pas à sentir l'anomalie, car le mal était trop profond ou masqué par des tissus abimés ou des hématomes.
Lorsque je tiens le fil d'un pendule entre le pouce et l'index, au-dessus du ventre d'une femme enceinte, la sphère n'est qu'à quelques millimètres de la peau, le pendule se met à osciller dans le sens des aiguilles d'une montre si l'enfant à naître sera une fille. Il balance simplement si cela risque d'être un garçon. Le pendule reste immobile lorsqu'il n'y a rien !
Cela reste de l'anecdote, car je n'ai pas une pratique fréquente, mais simplement ce furent des essais pour comprendre ce qui anime un pendule. Je n'en ferai donc pas une règle absolue et mieux vaut attendre les images d'échographie pour savoir le sexe du bébé à venir. Mais le fait que les oscillations du pendule dépendent de l'environnement, de courant d'air ou de la chaleur dégagée par le sujet, ou encore de champs électromagnétiques captés par le manipulateur pourrait expliquer ces phénomènes de variations d'oscillations. Néanmoins la question est toujours la même, pourquoi le pendule oscille quand je le tiens sans bouger le bras et le coude bien calé.
Pourquoi le pendule se met-il à tourner dans un sens ou à osciller.

Les explications de base se trouvent dans le fait que même si on n'a pas la sensation d'imprimer des mouvements, les pulsations ou d'imperceptibles contractions musculaires dans les doigts agissent sur le fil et les fines vibrations suffisent à faire bouger la sphère métallique.
La sphère est probablement sensible, comme l'aiguille d'une boussole, à d'imperceptibles variations des qualités des tissus vivants qui eux-mêmes contiennent des vaisseaux sanguins animés de pulsations. La conjugaison des variations de pulsations des tissus du sujet et de celle du manipulateur entraîne des mouvements très différents que seul le manipulateur du pendule sait interpréter car ce sont ses sensations qui se trouvent au bout du fil qu'il tient dans ses doigts.

Le pendule de Foucaud et les mouvements du pendule

C'est vers 1660 que des académiciens de Florence s'interrogèrent sur ce qui fait osciller un pendule. C'est le physicien Foucault qui pensa à une relation entre l'oscillation du pendule et la rotation de la terre. Son pendule est accroché à la voute du Panthéon et son mouvement reste immuable tandis que la terre tourne. Cette démonstration rappelle les oscillations du pendule du guérisseur, mais n'introduit pas de relation avec les performances de détection.
Alors où est le secret ? Les forces de Coriolis ? Ce sont les forces liées à la force inertielle dans le mouvement d'un objet par rapport un autre objet en mouvement. Ainsi, la rotation de la terre peut modifier les déplacements du pendule. La conjugaison des rotations de la terre et des microvibrations locales liées aux conditions des mouvements d'airs locaux. Est-ce l'influence de la chaleur ou des ondes émises par le malade qui expliqueraient les changements de mouvements du pendule qui tourne ou oscille selon des circonstances encore pas très claires.

Pourquoi mon cousin trouvait-il une source profonde sur une photo en plaçant son pendule au-dessus de l'image ? Nous ne disposons plus du paysage, ni des caractéristiques du sol et encore moins du sous-sol pour deviner qu'il y a une source à 10 mètres de profondeur.

Il m'avait expliqué qu'il observait le paysage autour du point présumé de la source et en tirait des conclusions sur la présence probable d'eau.

Ainsi, lorsque le porteur du pendule soupçonnait qu'il y avait une source, il observait que son pendule tournait dans le sens des aiguilles d'une montre et de manière d'autant plus rapide et plus ample que la source émettrice était puissante.

Un bon pendule peut détecter une source à plus de 20 mètres de profondeur.

Était-ce la remarquable capacité d'évaluation de la présence d'eau du sourcier qui faisait tourner le pendule ?

Était-ce lié à un pouvoir magnétique particulier ?

J'ai assisté à des recherches de sources avec le pendule et il faut reconnaître que quand l'objet se met à tourner et que le sourcier affirme « c'est là », les engins de forages se mettent en action et quand l'eau jailli, on se dit que le sourcier n'est pas un magicien. Son pendule est décisif certes, mais il y a aussi la conformation des terrains, la présence de nappes phréatiques peut être decelées avec de bonnes cartes géologiques. L'odeur de l'humidité ainsi que les plantes de surface peuvent révéler la présence d'eau.

Il en va de la réputation du sourcier, car s'il se trompe cela coûte cher en frais de forage. Or de ce point de vue, je n'ai pas vu mon cousin se trouver en faute et chaque fois qu'il a désigné un site probable, la foreuse a trouvé de l'eau.

Le pendule « sent » l'eau, peut-il aussi « sentir » un point anatomique anormal chez un malade ?

Pourquoi pas !
Selon le Professeur Yves Rocard, le pendule détecte l'eau grâce aux propriétés magnétiques tirées des cristaux ferreux et ferriques qui sont présents dans l'eau. Il est présumé que l'écoulement de masses d'eau souterraines pourraient également créer un axe magnétique qui suivrait les charges crées par les ions métalliques en suspension dans l'eau et c'est cela que le pendule pourrait déceler.
Rocard, Yves. Les Sourciers. *Presses universitaires de France, 1991*

Notez que des phénomènes longtemps inexpliqués sont liés aussi à des matériaux magnétiques et radioactifs charriés par les sources et cours d'eaux souterraines.

Le Radon : Une énigme résolue maintenant

Ainsi, la question des émanations de radon qui est un gaz radioactif véhiculé par les eaux souterraines qui drainent des minéraux, comme le granit. Il contient des matériaux radioactifs de type uranium. Ce fut un sinistre exemple d'énigme qui intrigua fréquemment sur la multiplication de cancers dans divers villages. L'exposition continue à la radioactivité de ce produit s'avère létale et au moins elle provoque des cancers divers. Or ce phénomène n'est expliqué que depuis peu de temps et les décès fréquents dus à des cancers chez des habitants qui vivaient au-dessus de ces sources souterraines libérant du radon ont depuis la nuit des temps été attribués à des puissances maléfiques qui vivaient dans les eaux de ces montagnes.

Aujourd'hui il suffit de placer un tuyau entre la source toxique dans le sous-sol et une sortie sur le toit pour évacuer ces émanations et éliminer les risques.

Les mains des magnétiseurs

La pratique du magnétisme comporte différentes facettes :

- En admettant que les mains possèdent un « pouvoir » magnétique qui agit sur les tissus du malade. Le praticien passe ses mains selon un protocole le long des régions en souffrances pour tenter de déceler une anomalie de champ magnétique.
- Il est présumé dans cette technique que ce sont les effets magnétiques des mains qui agissent sur des tissus, là où l'afflux de cellules contenant des substances magnétiques réagit le plus. Les patients disent ressentir alors une sensation de « forte chaleur » bienfaitrice.
- - Les mains massent des canaux, des méridiens, des muscles ou des articulations. On est alors à la frontière entre la chiropraxie, l'étiopathie et l'ostéopathie.

Les barreurs de feu (ou coupeurs de feu)

Voilà l'une des interrogations de la médecine non conventionnelle. Les barreurs de feu sont des guérisseurs capables de soulager les douleurs dues à des brûlures et même parfois de guérir les brûlures d'intensité moyenne.
Ils sont assez nombreux au Canada, en Suisse et quelques-uns en France qui, par l'imposition des mains peuvent soulager les brûlures.
En France, après une période de scepticisme, des hôpitaux spécialisés dans les traitements des patients atteints de brûlures assez sérieuses ont introduit un coupeur de feu depuis environ cinq ans. Les enquêtes disent que 21 % des soignants sont réticents car ils trouvent que leurs interventions sont efficaces pour soigner les brûlés, mais du côté des malades, près de 70 % apprécient l'action du barreur de feu sur leur douleur.

En bref : comment sont classées les brûlures

On admet 6 degrés d'intensités définis par Dupuytren, vers 1830. Ils dépendent de l'étendue ou de la profondeur des brûlures.

En fait on utilise plus simplement les trois degrés intermédiaires :

Au *premier degré* on parle de l'*érythème* comme un coup de soleil banal, sans « cloques » par exemple, qui se caractérise par la rougeur de la peau. La brûlure est limitée à l'épiderme, son étendue peut lui conférer une certaine gravité.

Le *deuxième degré* se caractérise par des cloques ou *phlyctènes* dues au décollement entre la couche cornée superficielle de la peau et la couche sous-jacente, le derme. Ces phlyctènes sont remplies d'une sérosité claire. Après quelques jours, sous l'épiderme décollé, apparaît le corps papillaire, d'un rouge vif, très sensible. L'épidermisation se fera à partir des formations épidermiques intradermiques intactes (glandes sudoripares, appareils pilo-sébacés) qui se comportent comme des îlots épidermiques.

Au *troisième degré*, on parle d'une *escarre cutanée*. La brûlure est formée de taches grises ou noires, sèches et insensibles au toucher. Toute l'épaisseur de la peau est atteinte. Cette escarre doit tomber pour que la cicatrisation se fasse par bourgeonnement et épidermisation de la périphérie cutanée vers le centre. Dans les brûlures étendues, on peut observer les trois degrés de brûlures dans des régions différentes.

Mais certaines brûlures très sévères affectent aussi l'os ou des organes et sont accompagnées de brûlures des voies respiratoires.

Aussi, quels sont les pouvoirs extraordinaires des barreurs de feu dans les cas de brûlures graves au 2e ou 3e degré.
Ce « don » est hérité des forgerons et maréchaux-ferrants, des maîtres du feu, depuis la nuit des temps qui non seulement savaient se guérir eux-mêmes de par leur métier, mais ils étaient souvent sollicités pour guérir les brûlures, mais aussi des entorses ou d'autres maux, comme les guérisseurs.
Cette aptitude était acquise par la nécessité de l'artisan qui ne pouvait pas cesser son travail devant la forge quand il se brûlait.
Aujourd'hui, les services des grands brûlés font parfois appel à ces guérisseurs spécialisés pour des patients que les soins traditionnels ont du mal à soulager.
Selon un recensement de 2009, il existerait plus de 300 barreurs de feu sur les Alpes et certains officient régulièrement à l'hôpital de Thonon (selon le journal « la Croix », 01/12/2014) et en 2020 on en dénombre 2000 en France.
Une thèse de médecine* fut consacrée à cette thérapie inattendue en 2007-2009 dans la même région :

Place des coupeurs de feu dans la prise en charge ambulatoire et hospitalière des brûlures en Haute-Savoie en 2007, Nicolas Perret, décembre 2009

Comme pour tous les guérisseurs, le travail des mains est la technique de prédilection. « Là où les mains du guérisseur passaient sans toucher la peau, la brûlure blanchissait, et la douleur disparaissait. » Dans certains cas, le barreur de feu utilise des invocations et il doit se passer les mains à l'eau froide souvent pour conserver son efficacité.

Le coupeur de feu dit ressentir la chaleur restée dans les brûlures de la peau, la prendre et la jeter au loin. On parle beaucoup d'effet placebo dans ces soins. Or les coupeurs de feu agissent aussi sur des petits enfants qui sont relativement insensibles à des paroles persuasives ou à des prières. Pourtant leur action semble soulager et voir même activer la cicatrisation.
Par convention avec les hospitaliers, ces guérisseurs n'utilisent pas les onguents et produits antibrûlures d'antan (comme des mélanges d'huile d'olive).
Ces guérisseurs sont surtout sollicités dans des pathologies dermatologiques donc, brûlures, eczéma, zona, verrues, c'est-à-dire là où la médecine à peu de solutions rapides pour soulager la douleur autrement que par des drogues.
En fait, leur sollicitation semble répondre plus à un souhait des malades qui même au XXIème siècle gardent en eux les croyances traditionnelles véhiculées de génération en génération.
La croyance aux miracles des guérisseurs en fait partie.
Alors certains chefs de service, dans l'esprit d'humanité qui doit animer un service hospitalier, cèdent à la demande des patients ou de certains personnels. Ils se disent que si cela permet d'apporter un soulagement au patient qui souffre, cela aidera à la guérison.

L'acupuncture, l'acupression, l'odonobiologie

Des méthodes de soins assez proches utilisant des massages, des pincements très localisés sur des points censés être connectés à des organes et distribués sur le corps.

L'acupuncture

L'acupuncture est bien connue du public, même si il y a encore assez peu de personnes qui se laissent soigner par cette méthode.

Est-ce la perspective de ressentir de la douleur quand l'acupuncteur enfonce des aiguilles dans la peau et les fait tourner qui fait reculer les gens. Les aiguilles servent à activer des points situés sur les méridiens décrits par la médecine chinoise depuis probablement 1250 ans av notre ère (voir tableau en annexe). Les aiguilles sont parfois remplacées par des électrodes reliées à un appareil de stimulation. Certains appareils permettent d'optimiser la position par rapport à un méridien concerné par les douleurs que l'on veut soulager.

L'acupression

Cette technique se dit, *une acupuncture sans aiguille*. Les compressions sont faites avec un doigt ou un coude selon le point concerné, son extension et le résultat escompté.

Dans la même catégorie des médecines chinoises acceptées par l'OMS, il y a également le *shiatsu*.

On note une forte similitude entre l'**acupression** et la **réflexologie plantaire**.

La réflexologie est tirée de la médecine chinoise ou peut-être japonaise puisque j'ai appris cette technique en pratiquant l'*aïkido**.

Il est présumé que chaque réflexe correspond à un organe, une glande ou une partie du corps qui à sa projection sur la plante des pieds.

La manipulation, le massage ou tout forme de sollicitation permet une autorelaxation.

Cette technique, je l'ai apprise dans mes débuts en aïkido. Chaque séance commençait par des mouvements, des extensions des membres et des manœuvres passives des pieds, roulements des orteils sur les tapis, manœuvres passives des orteils un par un, puis des frottements et percussions de différentes zones plantaires.

Les maîtres qui m'ont initié à cette sorte de réflexologie me l'ont présenté comme une méthode destinée à éviter les luxations des articulations et un assouplissement des chevilles. Ce qui pendant les combats rapides s'avère important pour éviter de terminer son kata (ensemble de mouvements réglés) ou son combat, aux urgences pour un membre abîmé. Par contre, cette technique n'a jamais été présentée comme un moyen d'agir sur des organes ou des glandes.

Question : Qu'est-ce que l'aïkido ? Une discipline de combat devenu une activité tournée vers l'harmonie :
Je ne peux pas résister à présenter l'aïkido qui fut d'abord une pratique de combat transformé par Me Mori Ueshiba vers 1925 et reconnu comme discipline martiale en 1940. Le maître avait été initié au Shinto puis au bouddhisme. Il en retint les aspects « pacifiques » de la discipline pour en faire une discipline tournée vers la maîtrise du corps. D'ailleurs aïkido se développe ainsi : « Aï : harmonie ; Ki : énergie ; do : la voie.

Je l'ai dit, j'ai longuement pratiqué et enseigné cet art martial en même temps que le judo dans mon propre club.
L'aïkido est composé en fait de deux pratiques parallèles pour un Européen :
- le sport de combat, car il utilise le principe de moindre effort pour neutraliser un adversaire : vitesse et mouvement rapides et utiliser la force de l'adversaire contre lui-même

- l'harmonie : la pratique demande de la discipline et de la concentration psychique. J'ai souvent recruté des adeptes qui avaient des problèmes psychologiques, parfois dépressifs ou timides et malmenés par les autres. Ce sont des gens qui en un an sont devenus mieux équilibrés et confiants en leur personnalité. Je suis allé plus loin, car j'ai aussi recruté des malvoyants et quelques handicapés moteurs. La pratique de ce sport-discipline pour des gens suffisamment obstinés permet de vaincre le handicap et donne des résultats étonnants.

- Imaginez un combat entre un malvoyant et un bon voyant aux yeux bandés. C'est le malvoyant qui gagne après quelques semaines car il anticipe, il ressent en lui les actions de son adversaire qui ne sait par assez se servir de sa propre perception interne, c'est-à-dire une véritable maîtrise de son corps permettant de réagir très vite à des modifications de l'environnement.
- Aujourd'hui encore, je conseille vivement aux parents dont les enfants sont harcelés à l'école d'inscrire ces petits au judo, ou à l'aïkido pour qu'ils sachent dès que possible montrer qu'ils sont maîtres d'eux mêmes et que les agressions sauvages des autres leur passent à côté.
- (Voir aussi mon livre : Comprendre la violence des enfants, Ed Dunod, 2015, dans lequel j'aborde assez largement cet aspect de la réponse « non-violente » visant à neutraliser la force de l'adversaire « à la violence » destructrice des autres).
- Je suis satisfait de retrouver ces jeunes quelques années plus tard, épanouis, bien dans leur peau et, parfois encore pratiquant des arts martiaux.

Peut-on ici parler d'une médecine ? La pratique des arts martiaux forme des hommes qui savent maîtriser leur agressivité et éviter le stress et surmonter les obstacles de la vie professionnelle sans se heurter aux collègues.

Avec ce qui vient d'être présenté, sommes-nous très loin de la médecine ou parle-t-on ici des guérisseurs ?
Et ici, qui est le médecin ou le guérisseur ?

Considérée sous l'angle thérapeutique, la pratique des arts martiaux demande une maîtrise du corps, l'usage des techniques de relaxation, qui s'apparente à la fois aux méthodes de soins orientales et aux techniques utilisant la suggestion.

Qui est le guérisseur ? C'est le Sensei (le maître) ? Il doit être capable d'amener à la maîtrise des techniques grâce à la formation qu'il a reçue en plus des arts du combat, ce qui lui permet de maîtriser des méthodes proches des médecines traditionnelles (réduction de luxation, relaxation, maîtrise de la respiration,…)

L'ondobiologie

L'ondobiologie utilisant le biomagnétisme est une manipulation sans contact des canaux du corps qui véhiculent des « énergies usées » (méthode « Bataille »).

L'ondobiologue ou drainolymphologue manipule les canaux lymphatiques avec ses mains sans contact ou par des mouvements des membres.

Le fondateur considère que l'activité moléculaire permanente dans le corps engendre des déchets qui doivent être évacués sinon, ils forment des obstacles à une circulation des énergies électromagnétiques fournies par nos atomes.

« Tous les états pathologiques n'ont pas d'autre cause qu'un problème énergétique » dit J.M. Bataille. Il parle d'une « biochirurgie immatérielle ». Ainsi, il s'attache par exemple à la manipulation du plexus solaire considéré comme un élément énergétique vital qui, lorsqu'il est « encrassé » génère beaucoup de désordres organiques.

Cette pratique s'apparente beaucoup aux méthodes utilisant des massages sans présenter de particularité.

Question : comment en piquant à des points du corps avec une aiguille peut-on soigner des maladies aussi différentes que l'addiction au tabac, une migraine tenace ou un rhumatisme ?
Réponse :
L'acupuncture est une technique de médecine chinoise très ancienne.
Elle repose sur l'existence de « méridiens » parfaitement localisés par les praticiens et le long desquels circule l'énergie positive (Yang) ou négative (Yin). Notez aussi que l'acupuncture doit être pratiquée par des praticiens médecins.

La réalité des méridiens repose sur la densité des tissus (leur contenu en liquides organiques par exemple : c'est le Xue, le sang), l'intensité de l'énergie qu'ils véhiculent, et la distribution des lames tissulaires que longent ces méridiens. Les méridiens représentent donc des interfaces tissulaires où l'énergie est confrontée à la densité tissulaire.

Ainsi, les tissus nerveux qui sont fragiles contiennent moins de sang et plus d'énergie et inversement pour les os très denses.

MERIDIENS	TISSUS	RAPPORT ENERGIE-SANG
taiyang	Ectoderme-nerfs	S domine E
shaoyang	Os-articulations Muscles	E domine S

Yangming	Endoderme-peau-muqueuses	E égal S
Taiming	Tissus lymphatiques-tissu conjonctif	E domine S
Jueyin	veines	S domine E
Shaoyin	artéres	E domine S

L'Ethiopathie

Ethiopathie, fondée en 1963 par Christian Trédaniel

C'est l'approche logique, systémique, scientifique de la maladie et sa réduction par des voies mécaniques, essentiellement manuelles, étant donné que la main est l'outil le plus perfectionné qui nous ait été donné.
Observez ce qu'on appelle, dans les manuels de médecine, le bonhomme de Penfield, une coupe du cerveau qui permet d'observer les projections de celui-ci sur le corps : on se rend compte que la main, et notamment le pouce, représente la moitié de ces projections.
Cette représentation schématique des muscles et des sensibilités tactiles de l'ensemble du corps sur la surface du cerveau, que nous appelons aussi l'*homoncule,* a été obtenue en plaçant des électrodes sur la tête d'un sujet et en stimulant successivement les lèvres, le front, le pouce, les doigts de la main, etc. On recueille ainsi un très petit courant électrique qu'on appelle un « potentiel évoqué ». Ces potentiels se situent sur une représentation d'un bonhomme

tête en bas plus ou moins en position fœtale. Les zones sensorielles les plus innervées sont les plus représentées sur l'homoncule, à savoir les lèvres et les pouces. Cette zone corticale sensorielle est appelée « aire pariétale ascendante » et elle est dévolue à la sensibilité tactile du corps.
Si on pose inversement des électrodes sur les différents muscles de la tête, des doigts, des bras, etc, on recueille dans le cortex dit « frontal ascendant », les potentiels correspondants aux contractions des muscles et on peut dessiner l'homoncule représentant les projections motrices. Naturellement, c'est une vue de l'esprit. Mais cela montre que sur la surface du cerveau les composantes du corps, tant musculaires que tactiles, sont représentées et localisables.
En se servant de l'électroencéphalographe, on positionne les électrodes sur ces aires corticales et le neurologue peut « lire » où sont les éventuelles anomalies.
En mettant des électrodes de stimulation magnétique, il est possible de cibler des régions du corps bien délimitées avec des doses de pulsions magnétiques définies.

Mais quand un magnétiseur pose ses mains sur des régions du crâne, son magnétisme peut-il activer les aires corticales de l'homoncule.

Pourquoi pas ! N'oublions pas que les courants magnétiques des appareils de détection sont extrêmement faibles, sans doute à peine plus fort que ceux d'un guérisseur dont les articulations renferment de la magnétite.

Que soigne l'étiopathie ?

Toutes les maladies en dehors des maladies génétiques ou dégénératives graves, qui souvent sont dues à des maladies génétiques. Un ulcère, une hernie discale, une hépatite virale, un problème de stérilité féminine, etc. Je

connais des pédiatres ou des naturopathes qui soignent des centaines d'enfants qui faisaient des angines ou des otites à répétition avec des gestes répertoriés dans les manuels d'étiopathie plutôt que de les soumettre à un traitement par des antibiotiques.
L'étiopathie traite encore les troubles musculo-squelettiques, digestifs ou urinaires.
Elle redresse également les scolioses, mais chez les jeunes uniquement, quand la colonne est encore plastique.
L'étiopathie fait une large place à la méditation pour essayer de toujours garder un contrôle de l'état du patient.

Est-ce que les médecins apprécient ces traitements ?

Dans certains cas, les médecins sont complémentaires de l'étiopathe. Je l'ai dit, certains pédiatres optent pour des thérapies « softs » pour ne pas avouer s'orienter vers les médecines douces. Ceux-là estiment généralement que ce sont les patients qui les incitent à changer les prescriptions, et ils le font parce que certains estiment qu'il n'y a pas de soin efficace s'il n'y a pas de médicament, et le plus possible.
Cela nous amène à des questions peut être marginales ici, mais qui ont de plus en plus d'importance tant le phénomène s'amplifie :

Si le médecin évalue qu'une lésion est devenue irréversible, il envoie le patient se faire opérer et surtout quand il s'agit tumeur, c'est la procédure la plus sensée.

Mais d'un autre côté, certains médecins envoient leurs malades chez ces thérapeutes pratiquant les médecines douces car ils se sentent à bout de ressources techniques.

Pourquoi le système médical est-il si hostile aux autres médecines comme l'étiopathie, la sophrologie et d'autres ?

C'est une question qui est souvent posée quand on discute entre soignants.
Est-ce à cause du manque à gagner que peuvent représenter les médecines non conventionnelles ?
C'est le sens d'une sorte de campagne dirigée par exemple contre les ostéopathes, qui sont en train de prendre le marché du mal de dos géré jusqu'à présent par les arthrologues puis de plus en plus par des naturopathes ?
Dès qu'un homme ou une discipline paraît incongru dans le système médical, le Conseil de l'ordre des médecins et le lobby du médicament cherchent à le contrer.
Il y a plein d'exemples dont le moindre n'est pas Henri Laborit, l'un des médecins les plus brillants du siècle dernier. Il fut l'un de mes maîtres à penser en Physiologie humaine. Il fut l'inventeur de techniques d'anesthésie, de l'hibernation artificielle, et le père des tranquillisants et des neuroleptiques. Un homme monumental, reconnu aux États-Unis, qui a été ostracisé par la bien-pensance de l'époque en France.

Et que dire de cet autre monument de la pharmacie que fut Emile Coué, l'inventeur de la méthode d'auto persuasion décriée par les pharmaciens et les médecins français de la fin du XIXe siècle et qui connut la gloire aux USA.

Nous venons d'évoquer cet antagonisme entre les médecins et les thérapeutes parallèles.
On oublie que les patients qui souffrent aspirent à trouver quelqu'un qui les soulage.
Si le médecin échoue, ils recourent à des médecines parallèles, parfois sans réfléchir, simplement parce que quelqu'un connaît quelqu'un qui va chez un guérisseur qui lui a fait du bien. Peu importe si le mal était différent, peu importe parfois l'éventuelle réputation du guérisseur.

La lithothérapie

J'ai découvert l'engouement des malades pour l'intérêt des pierres comme un moyen de traitement en me rendant dans une boutique spécialisée proche de Narbonne.
Je cherchais de belles pierres pour mes sculptures et j'ai trouvé beaucoup de belles petites pierres convoitées par beaucoup de clients. Chaque personne achetait entre 200g et 1 kg de pierres diverses choisies en fonctions des bienfaits thérapeutiques annoncés par le vendeur.
Ce dernier donnait des explications très ésotériques sur ce que chaque variété de pierre pouvait fournir comme bienfaits accompagnés de quelques démonstrations de manipulations pour accroître l'efficacité thérapeutique.

Pierre	**Nature**	**Actions**
Agate	Calcédoine	Plexus solaire : réduit le stress, améliore le sommeil.
Ambre	Résine	Jeunesse éternelle, virilité
Améthyste	Silicate, Variété de quartz	Sérénité et sagesse. Aide à lutter contre l'alcoolisme.
Aigue marine	Silicate	Gorge et cœur, dépression
Apatite	Calcite	Aide à la perte de poids
Grenat	Silicate	Energisant, contre la mélancolie

Emeraude	Silicate	Détoxification du foie, fatigue oculaire
Jaspe	Quartz	Troubles digestifs, stimule le système immunitaire.
Hématite	Corindon	Régulation du flux sanguin, lutte contre la dépression.
Labradorite	Plagioclases	Protége contre les énergies négatives, combat les troubles hormonaux
Malachite	Carbonate	Douleurs musculaires ou menstruelles, stimule le système immunitaire.
Lapis lazuli	Silicate	Stress, réduit les migraines
Obsidienne	Rhyolites	Cicatrisation, anxiété et stress.
Onyx	Quartzite	Contre les Acouphènes, renforce la moelle osseuse

Serpentine	Silicate	Contre les migraines, le stress et l'anxiété.
Quartz	Silicate	Lutte contre les ulcères apaise le stress.
Saphir	Oxydes	Migraines, insomnies
Tourmaline	Silicate	Circulation et dérèglements hormonaux
Rubis	Corindon	Fatigue, cicatrisation

L'éventail des pierres et leurs effets multiples laissent un peu sceptiques sur leur influence menant à la guérison de certains troubles. La thérapie s'accompagne aussi de positions ou de mouvements proches du yoga mais en gardant les pieds ou le corps en contact avec une dalle de la pierre choisie en fonction des bienfaits recherchés.
Le public achète également des bracelets faits d'assemblages de petites pierres choisies pour leurs propriétés.

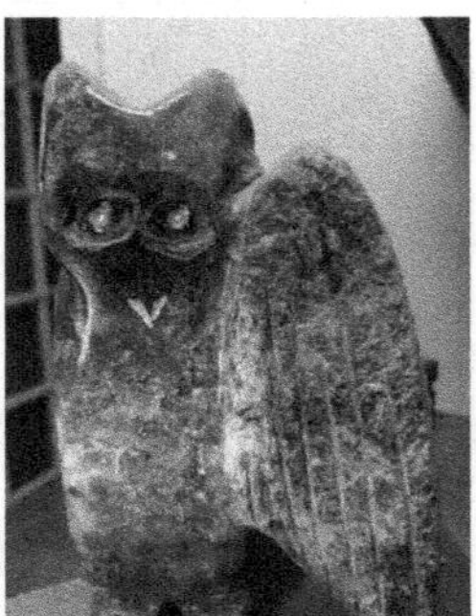

Voici un hibou que j'ai sculpté dans une chute de labradorite. Le hibou symbole de la sagesse est associé à la labradorite protégeant des influences négatives. C'est surtout une belle pierre richement colorée.

Personnellement je n'ai pas ressenti dans mon corps les effets des ondes émises par les pierres comme la labradorite, l'une des pierres les plus réputées pour ses effets sur les ondes négatives et que j'ai sculpté il y a bien longtemps. Mais les dizaines de clients que j'ai interrogé m'ont assuré que les pierres qu'ils achetaient leur faisaient beaucoup de bien. Alors je me suis gardé de faire un commentaire négatif car dès lors que les patients sont persuadés des effets positifs d'une pierre sur leurs soucis, laissons-les y croire et se sentir bien.

L'Ostéopathie

Elle a été inventée à la fin du XIXe siècle par un fermier américain devenu médecin et déçu par la médecine classique.
Cette thérapie manuelle se veut à la fois préventive et curative.
Elle s'intéresse à l'individu dans son ensemble, le psychique comme le physique. Cette discipline vise à restaurer ou à maintenir une harmonie entre toutes les structures du corps (muscles, squelette, articulations...) qui influent sur les fonctions organiques.
Pour l'ostéopathe, chaque trouble se répercute sur tout l'organisme. Il s'appliquera donc à repérer l'origine des tensions et des blocages qui peuvent découler de mauvaises postures, de stress, d'accident dont les conséquences se matérialisent en troubles mécaniques (articulaires), liquidiens (un gonflement ou un œdème) ou colonne vertébrale (les lombalgies ou les sciatiques).
Avant de manipuler, l'ostéopathe procède à un long interrogatoire de son patient (l'anamnèse préconisée avant tout examen) : les antécédents familiaux, des chutes, des opérations, des accidents divers, des maladies anciennes ou récentes et même des traumatismes psychiques. Ensuite,

seulement, l'ostéopathe procède à l'examen et aux manipulations.
Cette pratique convient pour les douleurs articulaires et musculaires (entorses, tendinites...), des troubles liés à la colonne vertébrale (torticolis, sciatique, lombalgie, scoliose...).
Chez le sportif, elle peut préparer le corps avant ou après des compétitions et aider à soulager des petites entorses ou des contractures.
Chez la femme enceinte, cela peut soulager les douleurs dorsales fréquentes, remédier aux positions à risque du fœtus, diminuer les problèmes digestifs.
Les ostéopathes appliquent aussi leur savoir-faire dans les maux de tête récurrents (possibles quand des maux de têtes ou des vertiges sont liés à des problèmes de vertèbres cervicales), les problèmes ORL (sinusites, otites, douleurs maxillaires) et les problèmes digestifs (hernie hiatale, gastrite...)
Il y a eu peu d'études médico-scientifiques sur l'efficacité des soins par ostéopathie et les quelques travaux connus ne sont pas validés.
Mais la pratique est mondialement répandue et son efficacité semble réelle. L'ostéopathie serait aussi efficace que les autres méthodes pour certaines lombalgies aiguës.
Le diplôme est délivré par la faculté de médecine. Le diplôme interuniversitaire de médecine manuelle est reconnu par le Conseil de l'ordre depuis 1996. Depuis 2002, la formation des ostéopathes non médecins est contrôlée par le ministère de la Santé.
Pour trouver un praticien fiable, consultez le Registre des Ostéopathes de France (www.osteopathie.org)
Une liste des contre-indications est indiquée sur le site des ostéopathes :

Notez que les manipulations sont contre-indiquées en cas de sclérose en plaques, de tumeur cancéreuse, de fracture, de fragilité des tissus osseux ou de luxation grave... d'où l'importance d'un diagnostic médical préalable.
Le praticien peut demander à voir les images radiologiques ou des IRMs des régions présentant des problèmes avant d'entreprendre quoi que ce soit.

Des manipulations faites par quelqu'un de correctement formé sont sans danger et ne doivent pas aggraver l'état du patient, légers maux de tête, fatigue...).
Quelques accidents sévères ont été rapportés lors de manipulations effectuées par des mains non compétentes.
Les soins sont partiellement pris en charge par l'assurance-maladie, si elle est pratiquée par un médecin-ostéopathe. Des mutuelles remboursent une partie de la séance, à condition que le thérapeute soit reconnu par la DRASS. Le prix : 50 à 70 euros la séance.

L'Homéopathie

L'homéopathie soigne le mal par le mal ???
Née à la fin du XIXe, l'homéopathie consiste à soigner le « mal par le mal », mais avec des doses infinitésimales de médicaments.
Elle est aujourd'hui (décret de janvier 2021) menacée de déremboursement, car elle est accusée d'être un simple placebo.
Mais que sont beaucoup des thérapies présentées ici, si ce ne sont des modes de soins convenant à chaque patient du moment qu'il ressent du bien-être ou retrouve la santé en les pratiquant ?

En fait l'idée est d'utiliser les éléments nocifs qui rendent malade pour les injecter et traiter la maladie.
Mais, n'est-ce pas ce que font les vaccins par exemple ? Par exemple, on prend des souches du virus à combattre. On les

rend inoffensives, mais le principe des molécules virales est bien présent et entraîne la réaction immunitaire utile à la prévention.
Si cette médecine douce est l'une des plus développées dans le monde occidental, ses vertus n'ont pas encore été prouvées scientifiquement.
L'homéopathie n'est pas une médecine « traditionnelle » et tout a été dit et redit à son sujet.
Aussi, pour faire le point et démêler le vrai du faux, faisons un tour d'horizon des principaux avantages, limites et écueils de cette « médecine douce » très souvent utilisée.
Le principe de l'homéopathie est simple : administrer des substances minérales, végétales ou animales qui vont déclencher chez le patient des symptômes similaires à ceux de la maladie à soigner.
L'homéopathie vise ainsi à stimuler les défenses de l'organisme de l'individu malade, afin qu'il combatte lui-même sa maladie.
L'homéopathie répond à trois théorèmes fondateurs :
Le principe de similitude : on soigne un mal avec une plante qui provoquerait les mêmes symptômes que ce mal chez un sujet sain, mais en quantité suffisamment minime pour ne pas être toxique.
Le principe de dilution : les quantités de molécules actives sont extrêmement diluées, plusieurs centaines de fois.
Le principe de globalité : on gère l'individu dans son ensemble, physique et psychique et non la seule maladie apparente.
De même, un traitement n'est pas interchangeable d'un individu à l'autre, même si les symptômes sont les mêmes.

Les médicaments homéopathiques se présentent la plupart du temps sous la forme de granules imbibées de la solution diluée, que l'on doit laisser fondre sous la langue.

Le fondateur de l'homéopathie est Samuel Hehnemman. C'est en 1796 que lui vint l'idée d'utiliser des plantes de cette façon.
De nombreuses controverses existent cependant quant à cette thérapeutique, certains s'opposant à ses plus fervents défenseurs en mettant en avant que les études scientifiques réalisées sur l'homéopathie, ne montraient pas plus d'effet bénéfique qu'un médicament placebo, c'est-à-dire un médicament dépourvu de tout principe actif.
L'homéopathie n'est pas enseignée dans le cursus des études médicales.
Elle n'est pas validée par des études scientifiques.
Certains médecins la considèrent comme inefficace ou encore la comparent à un placebo.
On parle de Dilution à dose homéopathique pour signifier que la substance proposée pour soigner est présente à une dose tellement faible qu'on n'imagine pas que cela puisse guérir.

La dilution homéopathique est une des phases qui permet de fabriquer les traitements homéopathiques. Elle consiste à obtenir une concentration de la substance active du médicament inférieure à celle d'origine. La substance active est une toxine qui présente les mêmes particularités que la maladie contre laquelle elle est censée lutter. La dilution homéopathique la dilue pour la rendre presque inexistante dans le traitement. L'organisme se confrontant à cette substance diminuée peut la combattre plus efficacement.

Indications

Cette médecine douce est surtout indiquée pour les petits maux tels que rhumes, sinusites, mais aussi les allergies, les états anxieux, etc. Elle peut également être utilisée à titre préventif, notamment avant l'hiver ou au moment de reprendre un sport, avant une compétition, des examens… L'homéopathie ne peut en aucun cas soigner les cancers et autres maladies graves. En revanche, elle peut apporter un soutien pour mieux supporter les traitements et la convalescence.

Avantages

Les avantages de l'homéopathie sont multiples.
Elle passe par des traitements simples et faciles à suivre et généralement bien tolérés. Elle peut être utilisée pour des nourrissons et jeunes enfants, n'a pas d'effets secondaires ou très rarement, ni de contre-indications ou de risques d'accoutumance ou de dépendance. Enfin, elle était jusqu'à maintenant remboursée par la Sécurité Sociale et pouvait s'associer à d'autres traitements.
L'homéopathie pourrait se montrer utile pour renforcer les défenses immunitaires et agirait en diminuant les troubles nerveux.
L'homéopathie ne peut évidemment pas suppléer une thérapie traditionnelle. Elle peut servir à compléter un traitement, mais ne peut pas le remplacer.
Aussi, elle ne pourra pas traiter certaines pathologies ou affections comme les infections aiguës mettant en jeu le pronostic vital, les accidents cardiaques, les troubles digestifs graves, les malaises dus au diabète ou à des maladies graves.
En bref, les remèdes homéopathiques ne doivent pas remplacer les traitements traditionnels dans les cas de maladie grave. Sachez qu'il n'existe pas de preuve scientifique de l'efficacité de l'homéopathie.

Effets secondaires

L'homéopathie ne provoque aucun effet secondaire ni toxicité. Cependant, certaines formes, notamment les granules, peuvent contenir du lactose ou du saccharose et peuvent avoir un effet sur les personnes intolérantes à ces substances. En aucun cas vous ne devez utiliser l'homéopathie en automédication : l'homéopathie reste un traitement à part entière et ne doit pas être considérée comme un traitement « à la légère ».

Dans ce domaine de l'homéopathie, il faut évoquer l'*apithérapie*. Ce domaine est assez récent. En 2015, une thèse de pharmacie a développé la question de l'usage du venin d'abeille dans le traitement de certains rhumatismes. Mais d'autres applications sont envisagées contre la sclérose en plaques, la maladie de Parkinson ou encore en infectiologie. Ce n'est pas une application médicale. Cette technique que j'ai vu appliquée à des patients aux mains déformées par de l'arthrite s'avère assez douloureuse, comme lorsqu'une abeille ou une guêpe nous pique. Les injections sont répétées jusqu'à obtenir un rétablissement fonctionnel des articulations, et cela peut durer plusieurs semaines. La technique n'est pas récente. Charlemagne souffrait d'arthrite et se faisait régulièrement piquer par des abeilles pour soulager ses maux et pour manœuvrer son glaive sans souffrance.
Néanmoins, il n'est pas inutile de rappeler l'usage de divers produits de la ruche moins agressifs comme le nectar, le propolis (dans la cire, c'est un antimicrobien) et le miel (voies respiratoires). Toutes ces substances présentent des effets apaisants, antidouleurs antistress ou anti-inflammatoires.
Mais quels sont les médecins qui utilisent ces abeilles, de merveilleuses infirmières, pour guérir nos maladies ?
Quelques rares naturopathes le proposent.
N'oublions pas un détail. Tout le monde ne supporte pas le venin de guêpe ou d'abeille. Il y a tous les ans quelques dizaines de personnes qui déclenchent un choc

anaphylactique pour une piqûre de guêpe. Alors, si le thérapeute propose une apithérapie, assurez-vous de l'innocuité des soins.

Qui sont les médecins homéopathes ?

Les homéopathes sont avant tout des médecins. Ils ont suivi exactement le même cursus que les généralistes. Ensuite, ils ont suivi des cours à l'université ou dans une école spécialisée, pour apprendre l'homéopathie. En général, ce cursus se déroule sur plusieurs centaines d'heures.

Déroulement d'une consultation :

La première consultation dure environ 45 minutes. Le médecin procédera d'abord à un examen clinique, pour vérifier que le patient ne souffre pas d'une pathologie qui ne relève pas de l'homéopathie. Ensuite, le médecin observera plus particulièrement certaines parties de l'anatomie : langue, ongles, peau, qui peuvent être révélateurs de dysfonctionnements internes ou tout simplement de votre tempérament.

S'ensuivra un questionnaire détaillé, visant à connaître les symptômes, mais aussi à déterminer leurs causes et le profil homéopathique. C'est pourquoi, pour des mêmes symptômes, deux patients ne repartiront pas avec la même ordonnance.

Efficacité

Pour l'heure, aucune étude randomisée n'a pu prouver l'efficacité de l'homéopathie. Seule certitude : elle produit un effet placebo certain chez les personnes qui "y croient".

Prix d'une consultation

Si le médecin est conventionné, le remboursement se fait sur la base des tarifs de la sécurité sociale. Quant aux médicaments, ils étaient remboursés à 30 %, qu'ils aient été prescrits ou en automédication. Mais ils ne sont plus remboursés depuis janvier 2021. Le tarif minimum d'un médecin généraliste est de 25€, la complémentaire santé rembourse la part complémentaire non prise en charge par la sécurité sociale. Les tarifs des médecins en secteur 2 sont libres et fixés par le médecin.

La phytothérapie et l'aromathérapie

Voilà des thérapies très anciennes, les premières traces de soins par les plantes sont trouvées sur une tablette d'argile probablement datant du sumérien, soit environ 3000 ans avant J-C. Ils utilisaient du saule, du thym, du myrte ou du chanvre en décoctions.

Les soins par les plantes dont la phytothérapie restent l'une des médecines douces préférées du public, pourtant, toutes les plantes ne sont pas anodines.

La pratique de la phytothérapie doit être réservée aux naturopathes. Ils connaissant les usages et les éventuelles plantes dont la manipulation est dangereuse sans précaution, comme la colchique, l'hellébore ou la bourrache pour ne citer que des plantes communes, mais qui peuvent contenir des substances dangereuses si on les utilise sans précaution.

Il est intéressant de rappeler ici comment l'aromathérapie est née de la phytothérapie.

En 1910, le chimiste français, René-M Gattefossé travaillait sur des parfums quand il s'est renversé des huiles brûlantes sur les mains. Ses plaies s'aggravant malgré les soins médicaux, il s'est appliqué de l'huile de lavande sur la gangrène naissante et celle-ci guérit malgré les pronostics médicaux défavorables.

Ainsi, non seulement la phytothérapie se distinguait comme une pratique médicale, mais, le chimiste reprenant ses travaux développa d'autres huiles essentielles.

C'est lui qui utilisa le terme de « **aromathérapie** »

La phytothérapie est donc indissociable de l'aromathérapie puisque les huiles sont extraites des plantes et purifiées pour obtenir des principes actifs ciblant différents troubles.

Les huiles sont utilisées en applications, mais aussi par le biais de diffuseurs de parfum qui permettent d'agir directement sur les voies nerveuses centrales. En effet, les odeurs stimulent directement les structures olfactives connectées au cortex entorhinal (une structure appartenant au système limbique), lui-même relié directement à l'hippocampe, une structure de commande des intégrations mentales et à l'hypothalamus, la structure essentielle qui contrôle toutes nos hormones.

Cette particularité du système olfactif, est notons-le, mise en œuvre pour aider les patients atteints de désordres psychologiques ou de démences séniles difficiles à stabiliser.

Certains aromes sont réputés pour leurs qualités apaisantes.

Tout le monde sait que les odeurs de vanille et de lavande ont des effets apaisants.

Même si on ne peut pas espérer guérir d'une dépression simplement en respirant ces odeurs, nous savons que rester quelques minutes dans une ambiance remplie d'odeur de lavande permet d'être détendu. Cela fut démontré dès 1994 par des chercheurs de l'université de New York qui ont mis des centaines de sujet dans une ambiance parfumée à la vanille, et en observant en même temps les IRMs de leurs cerveaux, ils ont constaté que les aires cérébrales impliquées

dans l'activité comme le lobe préfrontal, fonctionnaient avec des ondes lentes de repos. Des observations similaires ont été relatées dans une thèse soutenue à Strasbourg en 2019. (cf Mignot C., 2019)
On ne peut pas comprendre l'importance de l'odorat chez les animaux et l'homme en particulier sans donner une brève description du système olfactif :

En bref : le système olfactif, une voie méconnue d'entrée d'informations dans le cerveau

Le système olfactif est une structure sensorielle essentielle pour tous nos comportements vitaux.
Il a cette particularité par rapport aux autres sensorialités d'être connecté directement au cerveau, alors que les informations des autres sensorialités passent par des relais thalamiques.
La détection des odeurs qui entrent dans le nez est d'abord faite par l'épithélium olfactif, une fenêtre nerveuse ouverte directement sur l'air ambiant, ce qui la rend fragile et sensible à toutes les altérations de l'air ambiant. L'épithélium olfactif qui comporte surtout des neurones sensoriels et des cellules basales de protection et de sécrétion du mucus tapisse une petite partie du fond du nez collé sur les os du nez, les *cornets* et la *lame criblée de l'ethmoïde*. Criblée car la lame osseuse est perforée de milliers de trous permettant le passage des nerfs olfactifs envoyés par les neurones de l'épithélium vers le bulbe olfactif.

Ainsi les odeurs captées par des cils spéciaux des cellules olfactives créent des signaux électriques destinés au bulbe olfactif. Or le bulbe olfactif est le premier relai cérébral analysant les odeurs, c'est aussi là que se trouve une mémoire ancestrale qui en identifiant les odeurs initie un ou des comportements automatiques relayés ensuite par les autres structures cérébrales. Cette structure appartient à l'aire entorhinal, qui est une partie du système limbique, la première structure à se constituer dans le cerveau du fœtus. C'est aussi la première à être touchée dans les affections virales. Les virus entrent facilement dans le cerveau par le système olfactif et si ils sont létaux, ils commencent à provoquer des troubles olfactifs, des anosmies, un des symptômes souvent cités par les malades atteints par le COVID19. Le malade ne reconnaît plus les odeurs familières. On retrouve aussi cette altération également dans la maladie d'Alzheimer ou dans certaines schizophrénies, et aujourd'hui, fréquemment, lors de l'infection au virus COVID 19, cette pandémie qui sévit actuellement un peu partout sur notre planète. Donc, une altération olfactive est un signe de pathologie dont il faut tenir compte. Les tests olfactifs utilisant des odeurs significatives comme celle du géraniol (perçu par les cellules du septum nasal) ou des odeurs familières (café, chocolat, lavande,...), permettent d'anticiper sur l'apparition des symptômes d'Alzheimer près de 2 ans avant les altérations définitives.

Ainsi, l'entrée d'odeurs plus ou moins complexes dans le nez répercute des informations vers le système entorhinal qui traite immédiatement l'importance du problème et émet un signal provoquant la sécrétion de molécules d'alerte comme les **cytokines**. Les cytokines sont des alerteurs d'anomalies centrales comme des infections. Elles stimulent les secrétions hypothalamiques en vue de provoquer la fièvre pour une neutralisation thermique du parasite et l'activation du système immunitaire.

Chémotypes et conception des huiles essentielles

Une des difficultés de la sélection et de la synthèse des « huiles essentielles » réside dans le fait que les plantes présentent des variantes dites *chémotypes* qui dépendent de facteurs environnementaux tels que l'ensoleillement, la température, la nature et qualité du sol de culture. Autant de facteurs qui nécessitent, outre les modes de distillations particuliers, des analyses très fines pour que les huiles essentielles produites soient efficaces.
(*Voir Baudoux, D., l'aromathérapie, se soigner par les huiles essentielles, Amyris, 2002)*

Phytothérapie et Aromathérapie, les points communs et les différences

Il y a quelque 50 ans, le public qui souhaitait se soigner par les plantes se rendait chez l'herboriste qui connaissait suffisamment de variétés de plantes pour donner celles qui convenaient si vous aviez mal à la gorge ou si vous vous sentiez déprimé.
Aujourd'hui l'herboriste a été absorbé par les pharmaciens qui vendent des traitements à base de plantes (comme les produits Boiron)
Ainsi, certaines spécialités phytothérapeutiques ne sont pas ciblées et c'est le thérapeute qui adapte les particularités d'une plante au mal dont souffre le patient.
Certaines spécialités sont au contraire très ciblées ainsi oscillococinum® ou paragrippe® très utilisé avant une période d'épidémie grippale.
Donc, je considère que l'automédication par les plantes est à éviter comme toutes les automédications car un traitement avec une plante à une dose précise peut convenir à une personne et être dangereux pour une autre.

Le Thermalisme

Voilà un sujet que j'ai laissé de côté pour fermer la liste des principales médecines non conventionnelles.
Étrangement, le thermalisme est une méthode qui comporte des principes thérapeutiques complémentaires selon les souffrances à soulager.
Le thermalisme se définit comme l'ensemble des activités liées à l'usage des eaux thermales dans le but de soulager certaines affections en utilisant les qualités minérales de certaines eaux. On ne peut pas dire que le thermalisme soit une discipline médicale et beaucoup de médecins gardent un certain recul devant cette forme de thérapie.
Je dirais même que certains confrères considèrent le thermalisme comme un « placebo » et, en effet, il y a peu d'actes médicaux dans une cure thermale, sauf la visite du début.
Le thermalisme se distingue des autres médecines que nous avons décrites par ses aspects socio-économiques considérables.
En effet, il y a deux aspects dans le thermalisme : - la cure, les eaux thermales, les soins, les structures de soins, la balnéothérapie et la thalassothérapie dont une partie est prise en charge par les structures médico-sociales (sécurité sociale et mutuelles).
- l'hébergement et l'environnement avec un impact touristique qui représente parfois une charge financière importante et parfois partiellement prise en charge par des mutuelles.
Les structures d'accueil pour les cures thermales sont souvent vastes, accueillantes, bref, faites pour recevoir convivialement des gens qui ont des problèmes de santé plus ou moins sérieux.
Nous sommes ici parfois dans la démesure si nous comparons à l'hébergement hospitalier. Or c'est bien ce que

le curiste vient chercher : un accueil par des personnels qui les guide pour les bains, les massages, la kinésithérapie, les activités annexes et encore un hébergement et une restauration de qualité. Dans cette structure, il y a assez peu de soins vraiment médicaux, à part un contrôle par un médecin et beaucoup de soins doux.
Le médecin vous reçoit sur rendez-vous pratiquement sans attente, il prend connaissance de votre dossier médical, s'assure de l'absence de contre-indication et choisit les soins qui vous seront dispensés en fonction de votre pathologie. Il établit alors votre ordonnance de cure. Cette visite peut avoir lieu le week-end ou tôt le matin avant le début de la cure. La surveillance médicale comprend en général 3 consultations, davantage si l'état du curiste le nécessite.
Combien de services hospitaliers en France peuvent-ils montrer une telle façade ? Dans combien d'hôpitaux français peut-on espérer un accueil presque personnalisé ?

Dès l'entrée en hôpital le patient, s'il peut pas se déplacer seul, doit aller chercher ses fameuses et atroces vignettes sans doute inventées par un administratif anti-hôpital. Ces vignettes vous relèguent à l'équivalent de cette feuille : un numéro matricule sur une vignette autocollante. Cela, c'est pour pouvoir être soigné dans une chaîne de soins strictement médicaux.
Dans les stations thermales que je connais pour y avoir accompagné des proches, pas de vignette. Vous recevez un badge personnalisé qui vous donne accès à tout ce qui convient à votre problème : les bains, les douches chaudes, la boue bienfaisante, etc.
Combien cela coûte ? Pour une cure de rhumatologie, le forfait hydrothérapie avec 9 séances de kiné incluses, est de 476 €, pour des troubles du développement de l'enfant, la cure ne peut excéder 342 €. Une hydrothérapie indiquée pour des troubles psychosomatiques coûtera 450€. Les prises en charge par la mutuelle dépendent évidemment des forfaits

souscrits. Ainsi, si la sécurité sociale est d'accord, selon la maladie, les frais de soins sont pris en charge à 100 % et l'hébergement est remboursé jusqu'à 172 €.

Les eaux thermales

Il y a 770 sources thermales en France et Nancy, qui est ma ville de résidence, s'enorgueillit d'ouvrir prochainement un site thermal conséquent

L'eau thermale provient de sources chaudes (car *thermale* évoque la chaleur) plus ou moins profondes dont l'eau se charge en matières diverses, mais surtout en sels minéraux. A Nancy notre eau puisée à près de 800 mètres de profondeur est riche en fer et elle atteint 30 à 40° C. Celle de Plombières est à 70°C tandis que les eaux de Contrexéville sont inférieures à 20°C.

L'autorisation d'exploitation des eaux thermales de Nancy, comme des autres villes thermales, nécessite une reconnaissance de l'académie de médecine. Celle-ci est délivrée après des tests comparatifs sur près de 300 patients souffrant d'arthrose du genou.

70 % des patients ont déclaré que la cure avait diminué ou supprimé la douleur.

Comme les thérapies chinoises, le thermalisme remonte à l'antiquité (on parle du VIe siècle av. J.-C.). Déjà à cette époque, la qualité thérapeutique des eaux orientait le choix des patients en fonction de leurs problèmes. Les eaux sulfurées étaient recherchées pour les problèmes respiratoires mais aussi pour l'arthrose. Les eaux chlorurées étaient recherchées pour les problèmes de croissance. Les eaux bicarbonatées convenaient pour les problèmes intestinaux et dermatologiques. Aujourd'hui les cures sont complétées par de la thalassothérapie, de la kinésithérapie, des massages, des douches massantes et des suivis médicaux sur place.

Pourtant la cure thermale n'est pas encore bien vue dans l'esprit de beaucoup de médecins qui y voient une affaire plus commerciale que médicale.
Malgré cette réticence, en particulier, des urologues, à accepter le thermalisme comme une vraie thérapeutique, il existe un noyau de médecins convaincus que lorsque les malades souffrent atrocement de calculs biliaires ou rénaux, il peut être économiquement plus rentable de faire une cure en buvant des eaux qui dissolvent les lithiases plutôt que de passer sur une table d'opération.
Mais cela ne peut pas faire de miracle instantanément. Quand le malade souffre à se tordre, on ne peut pas se contenter d'attendre les miracles des eaux thermales ou des mains magnétiques du guérisseur.
Il est vrai que les problèmes viennent surtout des lithiases rénales ou biliaires que les cures thermales ont tout de même beaucoup de difficultés à soigner. Il est souvent proposé une passage en petite chirurgie (on utilise un lithotracteur qui broie les cristaux d'oxalate ou les cristaux d'urate) suivi d'une cure thermale avec des eaux riches en calcium et magnésium pour drainer et éliminer les cristaux résiduels.
Chez les diabétiques ou chez certaines personnes prédisposées, il faut s'attendre à une récidive dans les années qui suivent les coliques néphrétiques. Il est donc, dans ces cas, utile de prescrire des cures thermales utilisant des eaux riches en magnésium propre à dissoudre les cristaux.
Malgré les retours positifs de beaucoup de patients qui rentrent de cure soulagés de leurs problèmes, les médecins restent sceptiques et continuent de classer le thermalisme parmi les médecines parallèles « Qui ne font pas de bien, mais qui ne font pas de mal… ! ».

7- Les modifications des états de conscience en tant que techniques de guérison

Vers 1970, nous étions un petit groupe de jeunes médecins, un jeune psychiatre, un neurologue, un ORL, et deux biologistes curieux d'approcher des nouvelles techniques de soin.

Lors de mon passage à la Pitié-Salpêtrière où je venais de découvrir la magnétoencéphalographie, un moyen de « voir » ce que le cerveau pensait grâce au magnétisme, cela nous amenait à nous interroger sur les techniques des magnétiseurs.

Nous avons décidé d'inviter dans nos essais un magnétiseur reconnu, un ami réputé médium, un acupuncteur et un jeune interne qui commençait une initiation à l'hypnose à visée thérapeutique.

Nous avons ainsi testé sur nous des états hypnotiques, sans aucune substance comme des drogues.

Sur les amis qui se laissaient partir en état de sommeil hypnotique nous avons testé ce qui restait de cognition et de perception. Ces expériences ont eu lieu pendant 15 jours, à raison d'une séance de 1 heure par jour. Les sujets les plus sensibles eurent droit à des électrodes d'électroencéphalographie sur le crâne et des électrodes d'électrocardiographie.

Certains comme moi, restèrent insensibles à l'hypnose. Mais cela est connu, assez peu de gens sont « hypnotisables », moins de 10 % de la population. Cependant, le médium me diagnostiqua comme un émetteur de magnétisme ce qui, disait-il, contrariait les tentatives pour m'endormir. Ceci était aussi l'indication que je pourrais être magnétiseur… or je descends d'une longue, très longue lignée de quatre siècles de guérisseurs-magnétiseurs, ce qui, peut-être, m'a légué de la magnétite en héritage !

Les amis qui furent mis en hypnose ou en transe furent enregistrés. Les analyses montraient que, sous hypnose, le passage se faisait directement en sommeil riche en ondes thêta au lieu de l'habituelle tracé d'onde alpha, veille diffuse, puis endormissement. Il y avait des manifestations de sommeil paradoxal, celui qui correspond aux phases de rêves, ce qui est étonnant car il n'y a pas de motricité périphérique dans le sommeil paradoxal. Pour nous, l'hypnose et les états « sur conscients » (et non « subconscients ») évoquent les états de « parasomnie », comme chez les patients somnambules.

Le problème a été que nous avions espéré que les électroencéphalogrammes (EEG) nous révéleraient les sites cérébraux concernés par l'hypnose. En fait la technique EEG ne fut pas suffisante.

En 2016, une équipe de chercheurs en neurosciences de Stanford a testé 545 personnes soumises à des effets hypnotiques. Tous les sujets n'étaient pas réceptifs.

Une quarantaine de personnes furent jugées sensibles. Les tests furent menés avec l'imagerie en Résonance Magnétique (IRM).

Deux modifications cérébrales furent observées :

- Une augmentation des activités neuronales dans les zones impliquant l'attention (région du gyrus cingulaire dorsale). Cette région est activée et elle déconnecte le reste du cortex.

-Une activation corticale a été vue également dans le cortex préfrontal et le lobe insulaire, là où sont constitués les éléments de la conscience de soi, ce qui peut améliorer la perception du corps en état d'hypnose

L'hypnose et les états modifiés de conscience peuvent-ils aider à guérir ?

Hypnotiser quelqu'un c'est facile !
Enfin, c'est qui est dit sur certains sites web.

Question 1 : Est-ce facile d'hypnotiser quelqu'un ?
Question 2 : Est ce que c'est sans danger ?

Réponse 1 : Oui ! Par exemple, je sais hypnotiser un enfant pour qu'il cesse de s'agiter à cause de la douleur quand il a fait une chute ou lorsque j'ai eu à poser des électrodes sur le crâne de petits enfants pour examiner le fonctionnement de leur cerveau.
Non ! Je ne saurais pas hypnotiser une foule.
Non ! Je ne suis pas hypnothérapeute et si je peux insister et faire de la suggestion à des patients, je ne vais pas jusqu'à l'hypnose que je ne maîtrise pas.
Il y a des différences entre l'hypnose spectacle qui fait le bonheur des spectateurs parce que l'hypnotiseur semble prendre les commandes du cerveau des volontaires pour leur faire faire n'importe quoi et l'hypnothérapeute qui recherche dans la suggestion hypnotique le moyen d'atténuer des symptômes ou des obnubilations ou des psychoses.
Réponse 2 : Oui et non ! L'hypnose mal maîtrisée peut être dangereuse. L'hypnose est à déconseiller sur des épileptiques ou des spasmophiles, et encore moins chez des personnes souffrant de troubles psychiatriques. Pour ces cas, seul un hypnothérapeute aguerri peut intervenir en connaissance du risque.

Les outils de l'hypnotiseur :

La voix : elle doit être douce et ferme, persuasive

Le pendule : le sujet doit s'astreindre à le regarder osciller et la vitesse du pendule doit être contrôlée

La position du sujet : debout, il faut garder une main derrière la nuque pour parer une chute éventuelle

Assis, c'est la meilleure situation qui permet de contrôler l'endormissement

L'hypnothérapie est devenue une méthode d'action médicalement contrôlée de l'état de conscience des malades.

Les techniques de suggestion utilisées sont assez standardisées. Mais surtout, l'hypnose serait le résultat d'une modification de l'attention vers des perceptions plus concentrées et de l'état du fonctionnement psychique et physiologique. Cet état permet de déconnecter un malade prêt à être opéré de ses craintes, de ses douleurs, avant et pendant l'intervention, sans passer par des cocktails pré-anethésiques.

Cela demande une intense adhésion de la personne concernée et de la patience de la part de l'hypnothérapeute. Sur des enfants, mes modestes expériences d'hypnotisme nécessitaient entre 10 minutes et vingt minutes pour obtenir un état d'apaisement sans pleurs permettant l'exploration cérébrale.

L'important était d'éviter le stress de contention, c'est-à-dire la gêne occasionnée soit par le fait qu'une infirmière empêche les mouvements, soit par la pose de sangles pour bloquer l'enfant dans le lit d'examen. Cela évitait ce que j'ai toujours voulu retarder, qui était l'injection d'un médicament hypnotique comme le Nopron® ou le Théralène® qui certes, endormait, mais n'était pas sans risques.

Les protocoles de mises en conditions sont assez standardisés. Il faut faire preuve de persuasion pour que l'effet suggestif de l'hypnose interfère avec les bonnes régions corticales. Mais, chez le tout jeune enfant, l'hypnose ne s'installe que si un état de "confiance" tranquillise assez le petit pour qu'il suive les consignes utiles à l'endormir.

Chez des patients plus mûrs, les consignes sont simples :

« Portez votre attention sur votre respiration, .. sur votre ventre,... Sur le bruit de la ventilation,... Sur la cible sur laquelle votre regard semble s'être posé,... Regardez le pendule qui oscille ! Regardez-le encore...»

Le but est bien entendu d'obtenir :

- un passage à un état de conscience primaire (un présent un peu diffus) avec la perte momentanée de la capacité d'être conscient de sa propre conscience ;
- une réduction de l'image de soi ;
- un accès à un état susceptible de mieux ressentir les valeurs physiologiques vitales ;
- un état capable de créer de profonds rééquilibrages. Une prise d'indépendance à l'égard de contraintes psychiques aliénantes ?

L'état de conscience primaire serait alors une traduction moderne du « magnétisme animal ». Comment en illustrer les bienfaits ?

Rodolfo Llinas a observé des oscillations en phase qui parcourent le cortex de sa partie antérieure à sa partie postérieure, environ 40 fois par seconde. Il a mis en évidence un double système intégratif :

- Un système de projections thalamo-corticales diffus qui oscille à 40 Hz ; cela fournirait un « contexte » à la perception consciente.
- Un système qui relie les noyaux thalamiques spécifiques à ceux des aires corticales spécialisées correspondantes.

Les amas de neurones qui correspondent à un contenu conscient sont ceux qui oscillent en phase non seulement entre eux pour lier ensemble les différentes caractéristiques d'un objet observé, mais qui oscillent aussi en phase avec un balayage oscillatoire non spécifique traversant le cerveau. Ces phases surviennent continuellement durant l'éveil et le rêve, mais pas durant le sommeil profond. Durant l'éveil, les deux types d'oscillateurs sont donc couplés, et les circuits spécifiques répondent aux signaux externes. Durant le rêve, ils sont couplés, mais les noyaux spécifiques ne répondent pratiquement pas aux signaux externes. Les contenus conscients proviennent des souvenirs emmagasinés, des apprentissages, des informations internes immédiates.

Durant le sommeil profond, les deux types d'oscillateurs sont découplés et il n'y a pas de contenus conscients.

L'hypnose est donc un processus particulier avec :

- Un maintien de l'état psychique que l'on doit traiter (l'angoisse, la douleur…) dans le système des relations thalamo-corticales d'éveil. On demande au patient :
- « Observez attentivement votre anxiété. Observez comment votre ventre réagit à cette anxiété, comment les muscles de l'avant-bras droit, dans leur partie externe, réagissent à cette anxiété… » ;

- Il apparaît alors : - Une indifférence aux stimuli externes et une inhibition motrice ;
- Une activité psychique intense centrée sur les ressources internes, en particulier sur des réseaux internes spécifiques centrés sur les mémoires, les apprentissages, l'imagination, en phase avec l'état douloureux.

- Une désassociation des circuits spécifiques et aspécifiques avec une rupture des liens entre les différents éléments constituant l'objet de l'attention ;
- Une activité intense maintenue jusqu'à la résolution, le réagencement des attributs de l'objet interne, la vérification et la consolidation des changements constatés.
- Un recalage conscient avec le contexte de vie présent et une réappropriation des moyens ordinaires d'intégration consciente des informations externes : c'est la ré-association.

La sortie de l'hypnose n'est pas simplement un arrêt de la voix et des gestes de l'hypnothérapeute.

Comme pour une sortie d'anesthésie, l'hypnotiseur doit surveiller le retour à une conscience claire de l'état et du lieu où le sujet se trouve. Cela expliquerait par exemple le « sommeil nerveux » (décrit par J. Braid) qui correspondrait notamment à l'activation inhibitrice des noyaux réticulaires du thalamus et à un ralentissement des mouvements d'échanges thalamo-corticaux, aboutissant au filtrage des apports sensoriels et à une inhibition motrice.

L'hypnose agit sur les sensorialités, on parle du V.A.K.O.G. (les perceptions Visuelles, Auditives, Kinesthésiques, Olfactives et Gustatives) et il agirait en éteignant une à une les entrées sensorielles. Ce processus aurait pour effet de lier et délier des représentations internes complexes.

Le problème est que les entrées olfactives sont incontrôlables car elles ne passent pas par le thalamus. Des signaux d'alertes olfactives, donc des odeurs, peuvent à tout moment parasiter les états hypnotiques.

De l'hypnose « manuelle » traditionnelle à l'usage de la réalité virtuelle (RV) en thérapie.

Ce n'est pas pour faire « moderne » que j'aborde ce point particulier des **réalités virtuelles** (RV) ou réalités augmentées (RA) appliquées à des médecines parallèles.

Pourtant, je considère que l'usage immodéré des tablettes et écran, et maintenant de jeu vidéos en 3D, peut être nuisible à l'esprit immature des enfants et peut-être encore de certains adultes.

J'avais demandé en 2003 un examen d'un panel d'étudiants en médecine qui se déclarait « accros » des jeux vidéos.

Mon souci était de diagnostiquer les troubles du sommeil et d'éventuels symptômes d'agressivité. Les sujets retenus étaient des fervents joueurs qui s'installaient devant l'écran pendant des heures, souvent jusque deux ou trois heures du matin.

Les résultats montrèrent effectivement que ces étudiants, tous mâles, présentaient des troubles de l'attention pendant les cours et des troubles comportementaux en particulier des altérations des relations sociales et des activités sexuelles.

Donc, dans ces usages, ces machines de « réalité virtuelle » ou de « réalité augmentée » s'avéreraient-elles des perturbateurs plutôt que des objets de soins ?

Une équipe de recherche CNRS (Tri TranHuu, 2020) s'est penché récemment sur l'intérêt éventuel d'une adaptation des usages, des choix d'images et des durées d'utilisation des casques de réalités virtuelles pour soigner des troubles comportementaux.

C'est l'entrée des techniques numériques dans les méthodes parallèles de guérison.

Ce n'est pas de la médecine traditionnelle, car à ce stade, cela reste de la médecine parallèle.

Les Robots médicaux :
La machine numérique deviendra-t-elle un guérisseur ?

L'introduction de ces masques qui projettent des images virtuelles devant le regard pour plonger le sujet dans un monde inimaginable remonte à quelques années.

Mais qui aurait pensé qu'on introduirait ce procédé pour calmer un patient agité ou pour simplement plonger le patient dans un monde d'images qu'il a choisi irréel pendant qu'on l'opére.

Fin 2014, le CNRS dans son journal annonce : « Guérir le vertige grâce à la réalité virtuelle » (Lea Galanopoulo, CNRS le Journal, 2014). Le sujet équipé d'un casque 3D voit des images projetées progressivement de plus en plus « vertigineuses ». Ainsi, l'acrophobie ou « peur du vide », se réduit à un stress, une angoisse, puisqu'en fait il n'y a pas de vide réel sous les pieds du patient.

On met le patient face à un fait simple « il n'a peur que d'avoir peur »

D'autres applications ont été réalisées par le centre de réalité virtuelle de la Méditerranée de Marseille.

A l'étranger (Londres et Barcelone) des patients souffrant de dépression ont été testés en soins psychologiques par la réalité virtuelle pendant 8 minutes d'images présentées dans le casque.

Les sujets ont été rappelés pour contrôle un mois après. Sur 15 personnes ayant été testées par Réalité Virtuelle (RV), 10 ne ressentaient plus de gêne et avaient une bonne opinion d'eux-mêmes.

Ainsi, la RV pourait être une bonne méthode de médecine parallèle non invasive pour la psychothérapie.

En 2016 une équipe anglaise a obtenu de bons résultats en utilisant le casque RV sur des aphasiques, des patients qui souffrent de troubles de la parole après un traumatisme crânien.

Ainsi, ARRoW-CP (Fondation Hellen Poidatz) propose en 2020 des applications de réalité augmentée pour aider à la rééducation de la marche chez des enfants souffrant de paralysie d'origine centrale.

Question : qu'est-ce que les appareils de réalité virtuelle (RV) ?

Réponse : L'appareil de réalité virtuelle est un système de vidéoprojecteur à faible focal intégré dans un casque que le sujet met devant ses yeux. S'agissant de ces images, elles sont projetées en relief grâce à une projection décalée sur l'œil droit et l'œil gauche.
Ce dispositif est utilisé en optométrie pour évaluer les problèmes de strabisme par exemple ou de paralysie des muscles oculaires.
L'adaptation de ce dispositif est étendue aux jeux vidéos dans lesquels le sujet voit les scènes se dérouler comme s'il se trouvait dans la scène. Il est alors possible d'utiliser des « joysticks » pour participer à l'action.

Des utilisations apparaissent hors du contexte médical, comme par exemple pour dissiper des phobies comme le vertige ou la peur de certains animaux. Des marques connues de fabricants proposent de l'utiliser dans la rééducation motrice, par exemple en assistance à l'usage d'une prothèse de jambe ou de main.

Les applications pourraient s'étendre aux douleurs pré- et post-opératoires comme le fait l'hypnose, mais quelques points obscurs subsistent :

- Quels sont les effets de la Réalité Virtuelle sur le cerveau ?
- Comme pour l'hypnose, quelle est la proportion de sujets pouvant être mis en situation de RV ?
Car à ce jour, la technique de réalité augmentée progresse au moins pour les jeux vidéos, mais cela n'est pas testé en clinique pour examiner la réalité des effets thérapeutiques.
Un autre point restera à travailler, c'est la faisabilité de la RV sur des malades alités ou sur des patients souffrants de problèmes multiples.
Et il reste une inconnue, faudra-t-il former les médecins à ces nouvelles méthodes numériques ?
Les psychiatres ont dû délaisser la réponse psychogalvanique dans les diagnostics de schizophrénie ou de psychose parce que juridiquement, la fiabilité a été jugée discutable.
Alors, allons nous nous en remettre à une machine distribuant des images numériques qui influenceront sur le cerveau, sur le mental des sujets avec cet aléa que représente le choix des images projetées. Elles peuvent être significatives et efficaces pour calmer une phobie, elles peuvent aussi aggraver un trouble comportemental.

Nous disposons depuis peu de stages de chirurgie numérique qui se font via des images numérisées du corps des patients.

Je m'y suis soumis par curiosité.

Ainsi, pour réparer des artères coronaires bouchées, j'ai posé des *stents* fixés au bout d'un tube flexible introduit dans l'artère brachiale et je pilotais le déplacement du tube jusqu'au cœur grâce à des manettes de jeu. Arrivé à la zone obstruée des petites pinces sur le côté du tube nettoyaient le bouchon et ensuite on libérait le *stent* grâce au bouton situé sur la manette.

Quand je repense aux difficultés et aux risques courus lors de ces interventions purement manuelles il y a encore un ou deux ans, je ressens de l'admiration pour les concepteurs de ce système numérique qui réduit considérablement les contraintes infligées auparavant aux malades.

Ainsi, ce pilotage numérique sous contrôle vidéo est un progrès remarquable.

Ceci est d'autant plus remarquable que les manettes peuvent être manœuvrées par un médecin situé dans une salle éloignée, voire même très éloignée. Ce spécialiste peut ainsi piloter des interventions de plusieurs patients préparés par une équipe médicale, dans des temps très brefs depuis son poste numérique.

Nous passons maintenant au travail avec des images projetées dans un casque, avec la nécessité d'un choix des images adaptées à chaque cas pathologiques qu'il faudra proposer au patient.

Alors ! Pour l'instant, mes chers collègues trouvent le jouet de la RV amusant, mais ils le classe dans les gadgets distrayants avec le thermalisme ou la sophrologie : « Si cela ne fait pas de mal, cela ne fait pas beaucoup de bien ».

Un récent colloque « cité santé » (Nancy-Mars 2019) a présenté au public les innovations en technologies numériques appliquées aux diagnostics.

Il y a encore peu de temps, imaginait-on la « cabine de diagnostic médical » plantée au bout d'un village ou dans une pharmacie.

On y entre et une voix « off » vous demande de poser vous-même les électrodes sur le corps pour un électrocardiogramme et une caméra examine le patient qui expose son problème à un médecin situé à cent ou deux cents kilomètres.

J'ai pu tester une telle cabine distante de 200 kms où attendait une jeune femme qui toussait beaucoup. Je lui ai fait un examen du fond de gorge avec la caméra... et beaucoup de bonne volonté du cobaye. Le diagnostic de l'angine était acquis en 5 minutes, une prescription est ensuite délivrée par l'imprimante dans la cabine avec une fiche de soins à envoyer à la sécurité sociale. En sortant la patiente reçoit les médicaments dans la pharmacie où peut être localisée la cabine.

Bref, plus de salles d'attente, plus de médecin physiquement présent, cela permet de pallier au manque de praticiens et aux déserts médicaux que nous connaissons actuellement.

Ma patiente était jeune et se prêtait bien à l'examen.

Qu'en serait-il d'une personne âgée ?

Pourrait-elle s'accommoder d'être traitée comme un objet que la machine examine ?

Le confinement d'une machine ne va-t-il provoquer des crises d'angoisse compréhensibles. Beaucoup de personnes malades angoissent à l'idée de l'examen médical, alors comment se sentira-t-elle si elle est enfermée dans une cabine de 1m x1m x2m face à une caméra et une voix « off » qui interroge...

Où sont les préceptes énoncés dans ce livre selon lesquels les soins passent par le dialogue et la palpation, et comme le disait Hippocrate, « C'est le malade qui possède en lui les moyens les plus efficaces pour se soigner ».

La numérisation déshumanise la médecine, pourtant elle apporte aussi des solutions immédiates à la demande des malades :
« Être soignés tout de suite pour guérir immédiatement. »

La Sophrologie

Fondée en 1960 par un psychiatre le Dr Alfonso Caydedo, mort en septembre 2017.

On découvre tout ce qui concerne la sophrologie dans le livre du Dr Patrick-A Chéné, Ed Ellebore, 2006.

Dr P-A Chéné, Sophrologie, tome I, fondements et méthodologie, Ed Ellebore, 2006.

Lorsqu'on discute et que l'on compare la sophrologie à des méthodes de relaxation comme le yoga, on trouve beaucoup de termes identiques et de méthodes identiques et de postures analogues. D'ailleurs, les fondements de la sophrologie viennent des découvertes que les fondateurs ont eut l'occasion de faire dans les pratiques du yoga né du Bouddhisme, du Mayana du Tibet et du Zen Japonais.

Je l'ai déjà signalé, j'ai été pratiquant et enseignant d'arts martiaux japonais pendant plusieurs dizaines d'années et notamment, j'ai amplement pratiqué l'Aïkido. Chaque séance se terminait par les techniques de relaxation que des maîtres comme Tamura Nobuyoshi, 8e Dan, élève du fondateur de l'aïkido, Me Morei Ueshiba, m'avait apprises au cours des stages d'éducateur.

Lorsqu'on discute avec une initiatrice de la technique, on comprend vite qu'il y a beaucoup de similitudes. Nos techniques de relaxation comportaient des percussions sur les zones à risque, bras, poignet, épaules et chevilles avec une longue phase de percussion de la plante des pieds. Voyez les zones de points de réflexologie, et bien nos percussions japonaises se font aux mêmes points.

Les phases de méditation utilisées en Aïkido traditionnel se font soit debout en travaillant les relâchements des épaules, des bras, du dos par des vibrations rapides opérées par les deux mains. Il y a surtout un travail des mouvements respiratoires lents contrôlés en même temps que le travail du diaphragme, des muscles respiratoires et de l'abdomen. Le travail abdominal visant à renforcer les muscles abdominaux visent à travailler le Ki. Cela représente un travail fondamental de toutes les disciplines de relaxation.

Le Ki, même si toutes les pratiques ne sont pas d'accord sur sa signification indique surtout l'énergie qui sort du ventre. Dans les combats, le Ki est une puissance que développent les muscles abdominaux pour vaincre un adversaire. Mais le Ki se retrouve dans la plupart des médecines douces basées sur la relaxation, ainsi : le qi gong ou tchi kong d'origine chinoise est une gymnastique énergétique dans laquelle le travail abdominal est important, mais le caractère religieux de cette discipline l'a fait interdire en Chine. Elle renaît en Europe.

Le **reiki**, d'origine japonaise qui utilise surtout des massages, vise également à renforcer la ceinture abdominal considérée comme un centre vital qui concentre des organes vitaux (foie, reins, glandes,..) et les organes génitaux.

Le **Shiatsu** japonais qui est très en vogue en France, est essentiellement une méthode de massage assez proche de l'acupuncture qui n'exclut évidemment pas des massages abdominaux. Je placerai ici le yoga, car le *nauli*, brassage abdominal, représente un des mouvements essentiels du Hatha Yoga traditionnel. Il est censé agir sur le brassage intestinal et sur les organes intra-abdominaux en activant les flux sanguins via des mouvements de ces très gros vaisseaux sanguins comme l'aorte abdominale et la veine cave inférieure qui assurent le drainage des organes comme les reins, le foie, la rate, le pancréas…

Alors, direz-vous, la sophrologie n'est pas très différente des autres pratiques.

C'est encore de la méditation et la recherche d'un état de conscience du soi intérieur pour rechercher les zones douloureuses et tenter de les abolir en se concentrant sur leur origine.

Car c'est cela qui prévaut en sophrologie.

La théorie est poussée jusqu'au niveau cellulaire. On parle ainsi de « conscience cellulaire » admettant que chaque cellule n'est après tout qu'un petit être vivant qui représente le reste du corps : la peau de la cellule c'est la membrane cellulaire, le système digestif est le réticulum endoplasmique, le système reproducteur c'est les mitoses (*Pour les cellules dites pro mitotiques, ce qui est loin d'être le cas de toutes les cellules*), le système locomoteur est lié à des supposés très petits mouvements (*Mais les cellules, surtout les neurones cérébraux, sont fixés dans des réseaux de fibres pour éviter les changements de position, mais il existe des cellules auxiliaires comme les cellules sanguines et dans le cerveau, des cellules gliales, qui elles peuvent bouger et apporter des aliments et nettoyer les cellules de base, figées dans leur gangue fibreuse*). Cette théorie de la cellule vue comme un micro-corps est peu crédible et n'apporte pas grand-chose à l'efficacité de la sophrologie.

L'auteur de la méthode parle de Vivance Phronique Cellulaire dans le cytoplasme des cellules et conscience phronique ISOCAY (ou conscience intégrative) pour le noyau cellulaire. Il évoque une énergie OMPSILON au sein du noyau qui serait l'énergie de la vie placée dans les chromosomes. Ce serait oublier le fait que les chromosomes sont un canevas rigide qui contrôle toute la machinerie moléculaire qui fait la vie. L'énergie est puisée dans la synthèse des molécules que les gènes contenus dans les chromosomes programment. Il n'est pas possible d'agir sur les chromosomes, mais nous émettons en permanence des gènes chargés d'énergiser des synthèses plus ou moins rapides que nous avons appelé des oncogènes (nous en reparlerons pour comprendre comment la pensée ou la suggestion peuvent agirent sur des fonctions et relancer un système immunitaire défaillant ou malheureusement, « débloquer des oncogènes » au point de créer des défauts graves comme des tumeurs).

Si la pratique de la sophrologie paraît s'intégrer dans les pratiques très traditionnelles, elle s'accompagne de principe beaucoup plus nébuleux.

J'en donne ici quelques points pour éclairer le lecteur.

C'est le cas de « la théorie Caycédienne de l'esprit phronique radical et de l'ontogenése » (sic). Après l'approche des schémas existentiels de la conscience qui nous ramène aux principes de philosophes comme Heidegger, les créateurs de la sophrologie entraînent leurs adeptes vers des principes d'esprit phronique du cerveau, ou epsilon, du cœur, ou ompsilon, de l'ontogenèse ou omicron.

Ainsi en revenant vers la dynamique de l'ontogenèse, donc du développement embryonnaire jusqu'à la formation des organes essentiels, les programmes de « relaxation dynamique » partent de postures qui amènent à une contemplation dite « vivance phonique phylogénétique » comportant différents degrés.

Il s'ajoute à cela ce que les auteurs appellent la « technique clé » du 3ème cycle.

Il suit des protocoles de relaxation qui font appel, dit l'auteur, à la « mémoire génétique », à la « conscience sapiens sapiens », mais en fait tout cela accompagne des postures qui permettent de se concentrer sur les 5 parties essentielles du corps : la tête, le cou, le thorax, l'abdomen, le bas ventre… Ce qui, somme toute, nous ramène aux principes décrits dans le yoga ou la méditation.

Suggestion et auto suggestion : de l'hypnose à la méthode Coué

La suggestion est l'un des vecteurs clés qu'utilisent les guérisseurs. J'ai indiqué que la lecture des litanies des saints guérisseurs représentait un moyen de capter l'attention, puis de la rendre diffuse, au point de suggérer de manière certaine pour le malade que les soins pratiqués commencent à agir, puisqu'ils sont de plus en plus efficaces.

D'un point de vue neurophysiologique, la répétition des phrases simples : comme « ici je sens quelque chose... oui je sens quelque chose... est-ce que vous sentez ma main... il y a quelque chose... etc. » ou « cela va mieux.. Vous sentez que cela va mieux... etc.. »

C'est ce que propose l'association Emile Coué à ses adhérents.

Les adhérents, souffrants ou non, sont réunis, et proclament en cœur : « Cela va mieux... de jour en jour cela va mieux.. »

Emile Coué, un pharmacien, a mis au point sa méthode tant critiquée à la fin du XIXe siècle à Nancy, puis il l'a diffusé aux USA avec succès. Coué avait en outre proposé des flacons de produits placebos.

Cette méthode reste prisée, même si elle fait ricaner les médecins. Pourtant quand on voit la foule qui s'est pressée en masse pour assister aux journées consacrées à Coué à Nancy, on se dit que beaucoup de gens souffrants recherchent des solutions à leurs maux en dehors du système médical traditionnel.

La Méditation

La Méditation de pleine conscience

La méditation de pleine conscience est utilisée depuis longtemps pour soigner les envies compulsives. Selon les anciens textes bouddhistes, le désir engendre la souffrance, mais peut être évité en pratiquant la méditation de pleine conscience. Les scientifiques y voient le moyen d'apporter des changements cliniquement pertinents au comportement, en amenant les patients à avoir une plus grande conscience des sensations corporelles et en se détachant des pensées et des émotions.

Mais, s'il reconnaît ses vertus thérapeutiques, le secteur médical a une compréhension limitée de la façon dont la méditation de pleine conscience peut influencer les résultats liés à l'envie compulsive. En examinant 30 études sur le sujet, ils ont constaté que certains des effets bénéfiques observés provenaient sans doute d'une interruption de l'envie en chargeant la mémoire de travail, une partie de notre mémoire à court terme qui concerne le traitement perceptif et linguistique conscient immédiat.

Méditation et cerveau

Selon des études, la méditation pourrait permettre de diminuer certains symptômes dus à des troubles anxieux ou bien encore elle pourrait réduire la douleur.

Mais que sait-on réellement de cette pratique ? Quels sont vraiment les bienfaits de la méditation ?

Dans son livre *Bouddha au temps des neurosciences*, éditions Dunod, 2019, James Kingsland relate des expériences scientifiques sur des sujets pratiquants la méditation.

Les premières études scientifiques abouties sur la méditation et le cerveau datent seulement des années 2000, avec l'apparition des technologies d'imagerie cérébrale. Elles sont menées aux Etats-Unis par deux pionniers : Francisco Varela, neuroscientifique français d'origine chilienne, et Richard Davidson, directeur d'un laboratoire de neurosciences à l'université de Wisconsin.

Antoine Lutz, qui vient de terminer sa thèse sur la conscience avec Francisco Varela, les rejoints en 2003. Il est chargé de réaliser des expériences sur des méditants « experts », c'est-à-dire ayant au moins 10 000 heures de pratique – durée qui équivaut à la retraite traditionnelle bouddhiste de trois ans. Grâce aux techniques d'imagerie, il compare l'activité cérébrale de méditants experts et novices. « Nous avons été les premiers à montrer que la méditation provoque des changements fonctionnels dans le cerveau, raconte Antoine Lutz. Elle induit une réorganisation de l'activité neuronale. » C'est ce qu'on appelle la neuroplasticité, c'est-à-dire la faculté du cerveau à être modifié – y compris dans sa structure – par l'expérience vécue. On peut l'observer, par exemple, chez un pianiste professionnel ou un chauffeur de taxi londonien : la région cérébrale qui contrôle le mouvement des doigts pour le premier ou la mémorisation des rues pour le second est plus développée que chez un sujet ordinaire. « On peut entraîner certaines régions de notre cerveau comme on fait des exercices pour développer sa musculature, assure Antoine Lutz. La pratique régulière de la méditation a ainsi un effet physiologique sur le cerveau : cela se traduit par l'activation de certaines zones qui commandent notre attention, nos émotions, notre présence au monde et aux autres. »

Les chercheurs ont observé qu'une séance de méditation était faite de cycles constitués par quatre phases :

- Vagabondage des pensées,
- Prise de conscience de la distraction,
- Réorientation de l'attention
- Et retour à la concentration.

Grâce aux progrès de l'imagerie cérébrale, les chercheurs ont constaté que pour chacune de ces phases, un réseau cérébral spécifique s'activait. Des expériences menées au laboratoire de l'université du Wisconsin ont montré que chez les gens ayant une grande pratique de la méditation, l'activité cérébrale dans les aires liées à l'attention était plus intense. D'autres ont réalisé des expériences sur des sujets avant et après une retraite de méditation de trois mois. A. Lutz (INSERM, Lyon) conclu, en 2018, que des exercices intensifs de méditation permettaient de soutenir l'attention et d'améliorer la vigilance cérébrale.

La méditation ne modifie pas la douleur mais notre rapport à la douleur

Si la méditation permet d'améliorer les capacités attentionnelles, quel est son impact sur la douleur ? On sait que le rapport à la souffrance est au cœur de la spiritualité bouddhiste et que la méditation est une voie privilégiée pour accéder à un rapport pacifié au monde. Des expériences ont ainsi été menées sur des méditants expérimentés pour savoir si leur perception de la douleur était modifiée par leur pratique. Pour cela, les chercheurs ont utilisé un dispositif qui provoque par intermittence une brève douleur tandis qu'un scanner enregistre l'activation des aires cérébrales.

Qu'ont observé les chercheurs ? Les méditants ressentaient la douleur avec la même intensité que les novices. Ce qui différait chez eux, c'est l'absence d'anticipation du stimulus douloureux, source d'anxiété et de stress chez les autres. Comme si la méditation permettait d'objectiver la sensation douloureuse et d'éviter ainsi de l'interpréter ou de la rejeter. Autre observation intéressante : les méditants s'habituaient plus vite à la douleur. *« Autrement dit,* ajoutait Antoine Lutz, *la méditation ne modifie pas la douleur, mais notre rapport à la douleur. »*

Question : Qu'est-ce que la douleur ?

Réponse : La plupart des médecines douces proposent de soulager les douleurs, qu'elles soient d'origine traumatique ou psychique.

Or les douleurs ne sont pas vraiment identiques, ni dans leurs sites d'origine, ni dans leurs natures.

Elles peuvent être aigües et très localisées brutalement, elles peuvent être lancinates, chroniques et diffuses. Elles peuvent être ressenties sans qu'il y ait eu de traumatisme, sans qu'il y ait d'anomalie organique (*voir l'hypocondrie*)

La douleur est ressentie comme une sensation d'intense désagrément qui va jusqu'à la souffrance.

Dans tous les cas, la douleur représente un signal d'alerte d'une anomalie organique, systémique, ou neurologique.

Les informations douloureuses sont véhiculées par des nerfs reliés à des *nocicepteurs* périphériques ou viscéraux.

Le signal remonte dans des nerfs qui courent dans la moelle épinière pour aller jusqu'au cerveau. Lors d'une lésion, les cellules endommagées activent la libération des molécules de la douleur : les *prostaglandines*, qui stimulent les fibres nociceptives et sont donc les responsables des sensations d'autant plus douloureuses qu'il y a plus de prostaglandines libérées. Les lésions sont fréquentes et pas toujours très graves, dans la plupart des traumatismes, avec les prostaglandines, sont libérées des *bradykinines* qui atténuent localement la douleur.

Ainsi, la douleur est bien un mécanisme moléculaire sur lequel les médecines douces peuvent agir.

Elles peuvent par exemple induire la libération d'inhibiteurs moléculaires qui sont les morphines endogènes ou endorphines.

Les *endorphines, ou opioïdes endogènes* sont les protections internes naturelles contre la douleur.

Elles sont secrétées partout où existent des fibres nociceptives.

Elles diminuent la sensation douloureuse jusqu'à la faire oublier.

Elles sont fortement libérées pendant l'activité physique. Les sportifs de haut niveau connaissent bien ces effets qui font que malgré une luxation ou des crampes terribles, un coureur parvient à oublier sa souffrance pour finir la course.

Elles sont libérées pendant l'activité sexuelle.

Il paraîtrait que manger du chocolat qui contient du magnésium, des substances dérivées des amphétamines (la tyramine pour être précis) et du cacao, permet de réduire la douleur et l'anxiété. Dommage que les articles ne précisent pas les quantités à consommer…

Dans le même registre, le rire semblerait aussi favoriser la sécrétion d'hormones du plaisir et ainsi, il réduirait l'anxiété. Car le rire traduit généralement de la « *bonne humeur* ».

Notez ainsi que ce terme « bonne humeur » qui est du langage courant reflète bien une vérité physiologique. Le rire ferait donc libérer des endorphines qui ont une action anxiolytique et antistress.

Être de bonne humeur signifie que les liquides organiques sont en harmonie ; par opposition, se faire « *un sang d'encre* » ou être de « *mauvaise humeur* » indique que les liquides comme le sang ou la lymphe contiennent des éléments néfastes comme des virus ou des bactéries ou des antigènes.

Certains adeptes de la thérapie du rire se réunissent en séances de rire, notamment dans le milieu du travail, pour permettre au personnel de se détendre, comme d'autres entreprises proposent des séances de yoga ou de sophrologie.

Le stress et toutes les activités psychiques intenses activent plutôt la sérotonine, une des molécules contrôlant les états de veille.

Il n'est donc pas étonnant que la plupart des thérapies décrites ici agissent plutôt dans le sens de la relaxation pour réduire les états d'activations mentales. Or il se trouve que la molécule la plus présente dans le cerveau est l'acide Gamma-amynobutyrique (ou GABA) qui est un inhibiteur des neurones, donc des activités corticales dans le cerveau. GABA agit sur le sommeil, de concert avec l'hormone épiphysaire, la *mélatonine*, une molécule qui peut être facilement mobilisée par l'hypnose.

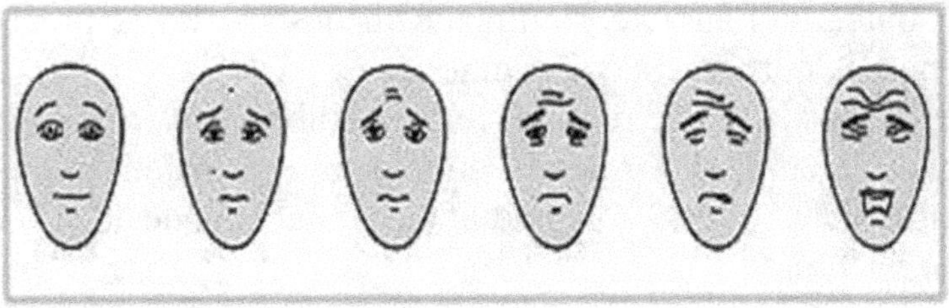

Ainsi, il y a tout lieu de penser que les diverses thérapies examinées dans cette étude agissent essentiellement sur la libération des morphines endogènes via des voies différentes.

Par exemple, dans le *mal-être,* cet état où les gens se sentent mal à l'aise, où ils ne se trouvent pas en harmonie avec leur environnement ou pire dans la *dépression**, un état qui provoque un repli sur soi et qui isole des autres, et n'oublions pas les souffrances psychiques de type psychoses.

Les soins visent à activer des récepteurs du plaisir, ceux qui sont mobilisés dans les suggestions par exemple. Dans les arthroses et douleurs périphériques, il y une action sur les bradykinines d'abord.

Les morphines endogènes n'agissent que sur les récepteurs centraux.

Question : Qu'est-ce que la dépression ?

Réponse : Je ne peux pas parler des effets des méthodes de médecines douces sur la dépression sans rappeler ce qu'est la dépression d'un point de vue neurologique.

D'un point de vue fonctionnel, le stress ou l'anxiété ou le surmenage libèrent de l'adrénaline et du cortisol formés par les glandes surrénales. Ces hormones réduisent le débit sanguin dans le cerveau et cela perturbe les synthèses des molécules réglant l'harmonie du milieu intérieur et l'activité normale des neurones. Les dérèglements peuvent être temporaires, mineurs et se résoudre simplement quand l'origine de l'angoisse est finie.

Ces situations de mal-être se règlent par exemple par de la relaxation ou de la sophrologie.

Quand l'angoisse persiste, si les troubles se rebouclent dans les circuits corticaux du système limbique au point de dérégler les perceptions, la mémoire et le sommeil, allant jusqu'à rompre les nécessaires connexions sociales, on entre dans une *dépression majeure*.

A ce stade, les problèmes deviennent obnubilants et obèrent toute activité. Il se crée un état dépressif dit *dépression unipolaire*.

Une autre forme est l'épuisement professionnel dit aussi *burn-out* dont les origines sont multiples : sentiment d'incompétence, d'échec, de harcèlement et une perte de confiance en soi qui peut altérer profondément la personnalité et le comportement socio-professionnel.

Les annonces publicitaires de toutes les médecines parallèles annoncent leurs performances dans les soins de la dépression.

Le problème est surtout que ces actes de prise en charge ne tiennent pas compte de la nature de la dépression, de sa profondeur et cela se voit souvent, les traitements par le yoga ou la sophrologie rétablissent temporairement l'harmonie interne.

Or, une *dépression bipolaire* nécessite plus de travail en profondeur pour que le problème soit éradiqué.

Il est parfois nécessaire de faire de longues thérapies familiales par exemple pour obtenir une guérison et les thérapies douces sont insuffisantes.

8- Des bases physiologiques et/ou biochimiques avérés pour comprendre les effets des thérapies non conventionnelles ?

Question :
Comment la pensée, l'apprentissage ou des paroles peuvent-ils influencer le fonctionnement du cerveau ? Comment ces informations peuvent-elles agir sur nos organes internes ?
Réponse :
Les recherches menées depuis plusieurs décennies ont montré que la répétition d'une action ou de mots entraîne la libération de molécules dans des circuits de neurones situés dans des régions du cerveau concernées par l'une ou l'autre des sensibilités utilisées. Ainsi, si on utilise des gestes, ce sont les neurones de la région postérieure du cerveau qui réagissent, si on utilise des sons, ce sont les zones latérales du cerveau.
Les molécules libérées instantanément dans ces populations de neurones sont des proto-oncogènes. Elles agissent ensuite selon leur nature et leur quantité sur des molécules plus spécifiques des organes et des tissus comme c'est le cas des *cytokines*.

Différentes preuves de l'influence de l'apprentissage et de la suggestion montrent qu'il existe bien une réelle influence du psychisme sur le fonctionnement organique.
Les travaux d'Elisabeth Blackbum qui lui ont valu le prix Nobel de médecine en 2009, ont montré le lien indéniable entre l'état de notre mental et ses perturbations et des variations plus ou moins importantes de l'ADN entraînant ou modifiant ou activant ou inhibant l'action de certains gènes.
Ainsi, et ce n'est pas un scoop, notre santé qui dépend de notre activité hormonale découle des actions de nos activités mentales, des apprentissages, des stress, de nos états relaxés par l'intermédiaire de minuscules molécules, des proto-oncogènes, libérées répétitivement, donc accumulant des effets, sur des gènes ou sur des molécules ayant des actions sur la douleur ou sur la formation de tumeur comme ces molécules que nous appelons des *cytokines*.

Des molécules sont libérées sous l'action de l'activité mentale

Les travaux d'Elisabeth Blackbum ont montré le lien indéniable entre l'état de notre mental et ses perturbations. Cela produit des variations plus ou moins importantes de l'ADN, entraînant ou modifiant ou activant ou inhibant l'action de certains gènes. Cela peut influencer la synthèse et l'action de molécules comme des hormones, dont l'une d'elle comme la cortisone, est très sensible au stress.
Ces travaux ont en particulier montré l'interaction entre l'activité cérébrale et une molécule, la **télomèrase** qui agit sur la taille des gènes. Or certains sont connus pour être impliqués dans les cancers (H-RAS, C-MYC, c-JUN ou c-FOS ; *note : ce sont des sigles utilisés par les généticiens*).

Par exemple, les gènes c-FOS qui sont des pro-oncogènes, des molécules signal, sont instantanément libérés par exemple au cours de l'apprentissage. Ils sont libérés dans des quantités qui dépendent de l'intensité de l'activité mentale et qui provoquent l'activation de gènes qui agissent à leur tour sur des hormones, comme le cortisol par exemple. Certains pro-oncogènes peuvent neutraliser l'effet des cytokines c'est le cas du pro-oncogène SOCS3 qui réduit les processus inflammatoires dus aux excès de cytokines et on a montré qu'il améliore la guérison des cancers du sein. Ces cytokines libèrent aussi des molécules comme le cortisol, une des hormones du stress.

Les cytokines ce sont des molécules signal émises par le système immunitaire. Ainsi, l'une des cytokines est l'interleukine qui stimule une autre molécule de notre défense, l'interféron.

Peut-il y avoir une relation entre une inflammation intestinale par exemple et des troubles neurologiques ?

Depuis des recherches faites en 2014, les neurologues et neuropsychiatres se posent la question du rapport entre les processus inflammatoires et les relations au cerveau.

Pour être bref, beaucoup pensent que la dépression a une origine dans une réponse excessive du cerveau à une inflammation quelque part dans le corps. Cela se répercuterait évidemment via le système immunitaire.

Des données récentes montrent que chez les obèses, il y aurait une inflammation chronique au niveau intestinal qui provoquerait une stimulation forte du système immunitaire. Cette stimulation passerait par les cytokines dont nous venons de parler.

L'**interféron** libéré par les cellules de l'immunité, est la plus connue des molécules, car elle fut très utilisée dans les infections virales, il y a 20 ans. Ces substances déclenchent leur activité en réponse à des attaques virales en empêchant les virus de se multiplier.

En quantité excessive, les cytokines peuvent dépasser leur rôle de signal et devenir des facteurs de tumeurs ou de cancers.

Il faut donc noter cet effet de certaines substances thérapeutiques : à dose modérée, cela guéri, à dose excessive, cela rend malade !

Les *Tumor necrosing factors* (TNF) (Aggarwai, B., European cytokine network, 2015) stimulent des facteurs de surface cellulaire pour détruire des tumeurs de manière spontanée dans l'organisme.

Les prostaglandines : ce sont des molécules signales impliquées dans la pression artérielle, dans les migrations des cellules immunitaires vers une inflammation. Ce sont des molécules très mobiles dans l'organisme qui peuvent être mobilisées très vite lors d'activités physiques ou même mentales.

Les médecins interviennent sur ces molécules, soit par des thérapies géniques soit par des gammathérapie, soit par des chimiothérapies toujours longues et pénibles pour les malades.

Or nous savons que ces molécules qui servent naturellement de protection circulent dans le sang et dans les vaisseaux lymphatiques. Nous supposons donc que l'odonologue ou le magnétiseur tente par des moyens à lui de stimuler les voies où se trouvent le plus de molécules impliquées dans la défense.

Alors pourquoi n'utilisons-nous pas des méthodes rapides d'activation de ces molécules.

Il y a en a une : le *gamma-knife* inventé à Stockholm en 1963. Cet appareil permet d'envoyer un fin rayon (quelques

millièmes de millimètre) radioactif appelé rayon gamma sur une tumeur ou sur une zone impliquée dans une douleur musculaire intense. Le traitement est bref et la plupart des patients n'ont besoin que d'une séance.
Mais, les mains des guérisseurs ne libèrent pas de radioactivité et les amulettes qui sont proposées ne sont pas radioactives.

Le fonctionnement cérébral dépend des signaux électriques qui circulent entre les neurones

Cette activité électrique de la matière cérébrale a été démontrée vers 1920 par Hans Berger.

Les expériences déjà anciennes de Corby (1978) qui ont été réalisées par des enregistrements électroencéphalographiques sur des yogi, montraient que les rythmes d'activité cérébrale (Electroencéphalogramme, EEG) réputés immuables entre le rythme de repos (alpha ; 8 ondes /sec) et le rythme d'éveil (béta ; 24 ondes/sec) pouvaient en fait changer et ralentir au gré des phases de méditation.

Le Dr Lutz et son équipe ont analysé récemment les modifications cérébrales au cours de la méditation et pendant l'hypnose.

A priori, les effets de l'hypnose pratiquée par un hypnothérapeute sur un patient sont du domaine de l'influence d'un agent extérieur à la volonté du sujet tandis que la méditation vise à isoler la conscience de l'environnement pour pratiquer une « introspection « du soi et en recherchant les sensations de ses propres organes.

Il est souvent dit que l'effet de l'hypnose est le même que celui de la méditation. Que cherche-t-on en pratiquant ces actes sur des patients :

- Réduire la sensation de douleur avant, pendant et après une intervention,

- Réduire l'usage de médicaments tranquillisants ou antalgiques qui pourraient interagir négativement sur un traitement médical, et

- Aider le patient à prendre en charge son organisme pour qu'il participe activement à la guérison.

Cette étude comparative vient de commencer en janvier 2018 et les résultats permettront peut-être d'adapter les actions pré-opératoires et post-opératoires, par exemple en entrant dans le cadre de la rééducation psychomotrice consécutive à une chirurgie lourde.

Nous avons observé également des changements certes faibles, mais significatifs des rythmes thêta (4 ondes par seconde) lors d'apprentissages intensifs chez des sujets porteurs d'électrodes d'EEG. Ces variations ne sont observées que pendant les phases de concentration intense du sujet sur une lecture ou des images qui lui sont projetées pour solliciter sa mémoire. Ces changements du rythme thêta sont dus à l'activité de la petite structure située en profondeur du cerveau qu'on nomme l'*hippocampe*.

Ainsi, la mise en hypnose soit par des appareils générant des effets répétitifs, comme les stroboscopes, soit par la répétition de mots, stimulent l'hippocampe, ce bout du cerveau temporal qui intervient intensément dans le maintient de l'attention et l'apprentissage.
L'usage de musiques, de mélopées, ou de litanie peut aussi conduire à un état de transe ou une baisse de vigilance des patients.

Nous avons analysé les effets stroboscopiques sur le passage en hypnose sur des sujets porteurs d'électrodes EEG. Lorsque le sujet perd sa vigilance, il apparaît que le rythme des ondes cérébrales alpha est « entraîné » par la lumière. A partir de ce rythme, situé entre 8 et 12 ondes / seconde, si on descend la fréquence du stroboscope, le rythme cérébral descend aussi et rejoint peu à peu la fréquence des ondes de basse vigilance situées entre 4 et 6 par secondes, et le sujet peut simplement s'endormir ou se trouver dans une sorte de transe propice à la sujétion mentale.

Ces observations prouvent que notre cerveau possède une dynamique permanente et une réactivité intense qui ajuste nos fonctions vitales aux changements de l'environnement. Or, la recherche de soins visant à ôter un mal est, pour un malade, une idée qui occupe en permanence le cerveau. Celui-ci agit pour rééquilibrer les désordres responsables du mal. Mais le cerveau n'a pas de pouvoir sans les effecteurs que sont les sécrétions hormonales, qui elles ne sont que des effecteurs lents. Cela entraîne les conflits internes que sont les maladies.

Quand nous disons « se faire du mauvais sang » c'est une image qui traduit bien un désordre responsable des troubles organiques. Notre cerveau possède cette conscience des désordres internes et le rôle du soignant est de mettre tout en œuvre pour que le cerveau et les organes se retrouvent en état d'équilibre.

Car la santé est bien un état d'équilibre permanent que nous tentons de maintenir au mieux.

Cette activité cérébrale, activée par la pensée, par des stimulations externes ou par la suggestion active la libération et l'activation immédiate de molécules dans le corps via des *cytokines* et des *hormones* intestinales car l'activité intestinale est connectée via le système nerveux végétatif avec la partie postérieure du cerveau, dans des régions proches de celles qui contrôlent la respiration et le sommeil.

Ainsi, ce qui agit sur le cerveau entraîne souvent des troubles plus végétatifs du foie, du pancréas ou de l'intestin de manière plus ou moins intenses ou plus ou moins durables selon les molécules mobilisées et la quantité des molécules libérées.

Les différentes médecines dites douces, les passes magnétiques, les thérapies non médicales, bien pratiquées aux bons endroits, associent des effets rassurants sur le cerveau à des effets positifs sur les régions en souffrance.

On peut soupçonner que la conjugaison des deux puisse entraîner des libérations de molécules comme des morphines endogènes, libérées par de nombreuses sollicitations externes, dont les massages, les acupressions, l'hypnose, etc.

La Méditation agit donc sur les molécules actives sur le cerveau et provoque des améliorations de santé et un soulagement de la douleur.

Nous venons de montrer les liens complexes entre le fonctionnement cérébral, la pensée, la méditation et le fonctionnement ou le dysfonctionnement des organes.

La médecine du XXIe siècle reprend-elle certaines méthodes qui étaient celles des guérisseurs ?

Peut-on parler de concurrence ?

La pratique de la méditation remonte à probablement plusieurs milliers d'années avec les religions, soit le bouddhisme, soit l'indouisme dont cela représente des rituels qui se sont perpétués par traditions orales chez les moines.

La popularisation de la méditation s'est faite par exemple dans les religions qui utilisent des « colliers de prières » ou des chapelets.

La multiplication des salles de pratique de yoga inhérentes à des sensations de « mal-être » fréquents dans notre société a véritablement rendu la méditation très populaire et banalisée.

On estime qu'aujourd'hui, il y a près de 3 millions de pratiquants du yoga en France en 2020, et près de 11 millions de pratiquants de sophrologie en 2018. Donc il est difficile d'estimer que la médecine s'accapare une discipline propre aux médecines « douces » puisque le public opte spontanément pour ces « thérapies »..

Voilà une évidence que les gens recherchent dans les médecines douces des solutions à leurs problèmes de santé. Car c'est en général ce que l'on vient trouver dans la pratique du yoga : un substitut aux médicaments pour les bobos de la vie quotidienne. La plupart des pratiquants sont des gens qui ont des rhumatismes, des petits soucis hormonaux, qui ont une dépression tendant à virer au stress. Ils s'inscrivent. Pratiquent quelques semaines ou quelques mois. On ne leur demande pas de papier, de carte de sécu, d'antécédents de pathologie. En 100 ou 200 heures, pour la modique somme de 2000 à 3000 €, il est proposé des stages de quelques jours qui permettent de pratiquer la méditation, le *mentas*, et de pouvoir enseigner la philosophie et les principes bouddhistes avec la nutrition et les postures !!!

Notez que la sophrologie ne nécessite que quelques séances coûteuses pour permettre d'accueillir des gens qui souhaitent pratiquer la relaxation en salle.

Il me semble qu'il y a trop peu d'exigences pour enseigner la pratique de cette activité douce certes, mais qui nécessite aussi des postures qui physiquement peuvent être contraignantes dans certaines affections. Et cela m'inquiète un peu. Les professeurs que je connais ont 20 ou 30 ans de pratique. Ces enseignants confirmés s'inquiètent des problèmes de santé éventuels et des motivations des gens qui souhaitent pratiquer avant de leur imposer des postures difficiles comme **BRUJANGASANA,** (le cobra ; effets attendus : colonne vertébrale, thyroïde, reins) ou **(PASCHIMOTASANA,** (la pince : effets attendus : constipation, diabète, hémorroïdes**),** ou encore

HALASANA (la charrue : effets attendus : fatigue, lumbago, organes digestifs) pour n'en citer que quelques-unes. Il faut des mois d'apprentissage de relaxation pour que la posture ne soit pas une torture et douloureuse. Ayant 30 ans de pratique et d'enseignement de l'Aïkido, je connais bien les difficultés car ce sport de combat impose une maîtrise du corps, de la respiration et chaque séance nécessite de commencer par des postures d'élongation et relaxation proche du yoga. On retrouve ces principes dans le taïchi (ou taiji quan) qui est à l'origine une boxe chinoise mais révisée en Europe pour pratiquer une gymnastique de santé faite de geste et de torsion en spirale qui évoque la place de l'homme dans l'univers en mouvement.

Mais, par mon expérience avec beaucoup de jeunes pratiquants, beaucoup finissent par abandonner ces pratiques qui demandent de la rigueur et de la persévérance. Il faut donc beaucoup de temps de pratique et de rigueur dans les techniques que nombre de gens n'acceptent pas.

Il en est de même du yoga, car beaucoup d'adeptes potentiels croient au miracle en quelques séances et les résultats physiques et mentaux se font souvent attendre.

La plasticité cérébrale

Il existe une dynamique cérébrale qui met à mal l'idée qu'on naît avec un cerveau qui ne changera pas en vieillissant.

Des molécules sont libérées dans des circuits neuronaux courts, dans le cortex cérébral. Ces circuits sont formés en boucles telles qu'un signal (un mot ou un geste) s'il est répété, active la petite boucle neuronale et fait libérer les pro-oncogènes. Nous appelons cela la *potentiation post tétanique*. C'est la base de notre mémoire à court terme qui au mieux prolonge un effet ressenti sur 5 à 15 minutes. Cet effet est le temps minimum de manipulation, insuffisant en pratique médical, très insuffisant pour les manœuvres et les gestes des guérisseurs qui bien souvent doivent être répétés pendant une heure à plus.

Ces boucles de circuits neuronaux associées aux migrations de cellules neuronales particulières qui servent de dépannage, forment ce que l'on nomme la « plasticité cérébrale ».

La plasticité cérébrale est cette capacité d'adaptation du cerveau à modifier son organisation pour optimiser le traitement des signaux qui viennent des organes sensoriels.

L'activité mentale module l'électroencéphalogramme et peut aussi agir sur la plasticité cérébrale.

Nous l'avons vu plus haut, un événement ou une hypnose peut faire descendre le rythme cérébral de manière significative, donc induire des modifications dans les produits géniques libérés par les neurones.

La réponse psychogalvanique, une preuve expérimentale des relations entre le système sympathique et le cerveau

C'est vers 1900 que la RED a débuté avec un psychologue, C.G Jung qui publia ses résultats en 1906.

Que l'on appelle aussi ***réponse électrodermale (RED)***.

La RED mise au point vers 1930 par W. Reich à Oslo, a été utilisée en investigations psychiatriques. C'est une réponse cutanée obtenue par des stimulations visuelles ou auditives chargées d'une signification personnelle pour le sujet. Comme nous l'avons vu, la pensée, la suggestion et les émotions agissent directement sur le système végétatif donc sur les terminaisons distantes du cerveau aboutissant aux organes vitaux comme le cœur, les reins, le foie. Mais ils innervent aussi les vaisseaux sanguins distribués jusque dans le corps et les mains en particulier. Le système végétatif contrôle la contraction-relaxation de la paroi des artères et en conséquence la faible sudation de la paume de la main.

Pratiquement, on place une électrode sur le dos de la main et une autre dans la paume de la main. Les deux électrodes sont reliées à un détecteur de courants très faibles (de l'ordre de quelques nano ampères)

Le sujet regarde ou écoute les items destinés à le solliciter intellectuellement.

On constate que lorsque l'image ou le mot concerne fortement l'affect du sujet, une forte variation de courant est générée.

La cause : les informations reçues lorsqu'elles sont fortement suggestives stimulent le système sympathique Or, les nerfs de ce système contrôlent la sudation du creux des mains et cette production de sueur modifie la conductivité de la peau dans le creux de la main.

Cette manifestation psychosomatique est recherchée par les psychiatres et lorsqu'on présente à un patient des images comme le test de Rorschach, selon l'image suggérée, cela déclenche des réactions quantifiables.

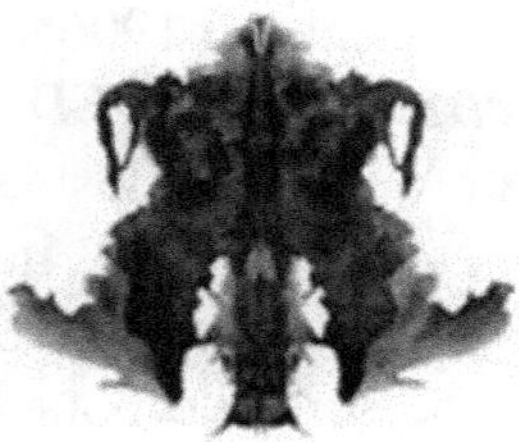

Le test de Rorschach consiste à demander au sujet d'examiner une tache sur une feuille et de la commenter.
Le commentaire permet de cerner des problèmes de personnalité ou des troubles psychiques.

Le test de Rorschach est un psycho diagnostique utilisé en évaluation psychologique. Rorschach avait remarqué dès 1911 que les enfants souffrant de troubles mentaux (autistes

ou schizophrènes) interprétaient les taches d'encre différemment des enfants sans problème.
Ce test de Rorschach associé à la réponse psycho galvanique s'avère un moyen de donner des indications sur le statut psychique du sujet. Mais, il intervient beaucoup de facteurs modulant les réponses : le stress ou l'angoisse, les appréciations visuelles comme les nuances colorées, plaisantes ou déplaisantes, l'état psychique du sujet juste avant le test ce qui implique une répétition de ce test dans des conditions différentes.
La RED a été utilisé en France comme « machine à détecter le mensonge ». Les incertitudes des tracés obtenus ont fait que la loi interdit son usage sur les délinquants. La technique est pourtant encore en usage aux USA, en Belgique et au Canada. Les prévenus peuvent refuser cet examen de leurs réponses émotionnelles, mais en ne s'y soumettant pas, ils laissent planer une présomption d'échapper à une preuve de leur crime.
On retiendra ici que cette réponse d'origine végétative confirme bien l'importance des activités cérébrales sur le fonctionnement des organes. Cela met bien entendu un peu plus en exergue le rôle des psychiatres et des psychologues dans le dépistage et l'éradication d'un mal-être qui entraîne de profonds troubles viscéraux.
Cela met aussi le doigt sur la fonction du guérisseur qui comme le psychologue cherche la mise en confiance du patient, lui assure qu'il va guérir et par ses manœuvres lui redonne un tonus mental propice à un retour vers des fonctions normales.

L'Inflammation et les troubles neurologiques

Les processus inflammatoires produisent la libération de molécules favorisant la migration des cellules neuronales immatures garnissant l'intérieur des ventricules cérébraux. Elles sont capables, sous l'action de cytokines de se diviser, puis de migrer sous le contrôle d'un contingent de cellules de régulation, les cellules gliales, pour aller réparer des zones cérébrales défaillantes ou altérées par un traumatisme. Il est probable qu'au cours du stress, ces cellules affluent vers les zones centrales du cerveau où l'activité neuronale est anormale. Ces neurones de dépannage tentent de rétablir l'ordre et si ils n'y parviennent pas, ils ne migrent pas et sur place, ils peuvent engendrer la formation de tumeurs cérébrales.
Notre organisme est une gigantesque soupe contenant des mélanges de molécules comme des hormones, des gènes, des cellules sanguines, des lymphocytes.
C'est une sorte d'équilibre dans ce mélange qui maintient notre organisme en bon état. Lorsque l'un des composants est défaillant ou trop abondant, c'est la pagaille et la maladie.
Le médecin tente de trouver dans cette pagaille les molécules qui dérèglent l'organisme. Pour cela il fera des prélèvements de tissu, de sang, des analyses génétiques, etc.…

Est-ce que le guérisseur possède la capacité de discerner, simplement par contact avec la peau du malade quels sont les molécules ou les organes défaillants ?
Généralement, c'est sur la base des symptômes décrits pas le patient, sur une recherche de zones de vascularisations anormales entraînant des champs magnétiques inhabituels traduits par des sensations perçues plus ou moins intensément dans les mains.

9- Comment s'y retrouver dans la forêt des médecines parallèles ?

Voici une liste d'une centaine de pratiques dont certaines sont reconnues et remboursées par les mutuelles mais un grand nombre d'autres participent à ce qu'on peut qualifier d'aide au confort et au bien-être.
Si une personne considère que les soins médicaux sont inefficaces, elle peut, pour la modique somme de 40-50€ entrer chez un guérisseur pour espérer un soulagement.

Mais attention ! Il ne faut pas se laisser embarquer dans des thérapies de longues durées car les guérisseurs efficaces n'ont généralement besoin que d'une ou deux séances pour donner un soulagement qui apaise la douleur.
Les éventuels traitements de longue durée qui sont proposés, outre qu'ils remplissent la poche du guérisseur, laissent surtout se développer un peu plus la pathologie dont souffre le malade. Cela ne fait que permettre à la maladie de s'aggraver et cela rendra d'autant plus difficile le retour du patient à un traitement médical.

Une liste des médecines parallèles

Liste tirée en partie de Wikipédia, mais amplement modifiée par l'auteur.

Voir article : Liste des médecines non conventionnelles, WIKIPEDIA, 26 avril 2017

- Voir aussi : Médecine non conventionnelle, WIKIPEDIA, 15 avril 2017.

- Acupuncture : d'origine chinoise, cette thérapie consiste à appliquer de très fines aiguilles en certains points du corps, sur le parcours de "méridiens" d'énergie.

  Une variante : la Moxibustion : technique de stimulation par la chaleur des points d'acupuncture (le moxa est l'objet chauffant)

  Alicament : aliments utilisés pour leurs propriétés thérapeutiques
- Alimentation dissociée : régime alimentaire consistant à ne pas mélanger tous les aliments entre eux.
- Urinothérapie ou Amaroli : Consiste à boire sous certaines conditions une partie de son urine pour stimuler les défenses de l'organisme
- Analyse bioénergétique : psychothérapie basée sur le lien entre typologie caractérielle et manifestations corporelles
- Anma (du Japonais : massage) origine sino-japonaise comportant à la fois des approches de type shiatsu, réflexologie et chiropraxie.
- Médecine anthroposophique : la méthode utilise à la fois le spirituel et le scientisme, mêlant les sciences occultes, les religions et l'astrologie.
- Apithérapie : utilisation des produits des abeilles en vue d'améliorer et de maintenir la santé. Ainsi, l'utilisation du venin d'abeille dans des arthrites rhumatoïdes semble efficace, sous réserve de supporter le venin sans faire un choc anaphyllactique.

- Argilothérapie : utilisation des argiles vertes (montmorillonite, illite), blanche (kaolin)..., en usage interne ou externe, à des fins thérapeutiques
  Aromathérapie : branche de la phytothérapie qui utilise des huiles essentielles de plantes
- Art-thérapie : pratiquer des activités artistiques dans un but thérapeutique. Il s'agit d'une forme de stimulation intellectuelle utilisée pour aider des malades souffrant par exemple de troubles neurologiques à recouvrer un équilibre psychique. La pratiques des arts plastiques permet de rétablir des activités cognitives chez des patients autistes, alzheimer ou parkinsonien.
- Auriculothérapie : repose sur l'hypothèse d'une correspondance entre l'oreille externe et les différents organes du corps
- Autohypnose : une pratique qui n'est pas sans danger pour le psychisme des pratiquants, qui vise à atteindre soi-même un état mental de moindre vigilance permettant d'entrer en contact avec son subconscient. Cela n'est pas sans rappeler les techniques yogi de maharshi (voir cette nouvelle méthode fondée en janvier 2017) utilisant des contrôles importants sur la respiration.
- Autosuggestion ou méthode Coué : due au pharmacien Nancéien, Emile Coué (1857- 1926) on parle ici aussi d'autohypnose, mais je parlerais plutôt d'autopersuasion. Largement critiquée, la méthode tend à prouver, lorsqu'elle s'avère efficace, la pré-éminence du cerveau, du psychisme, sur l'organique, en un mot elle rejoint les thèses psychosomatiques.
- Ayurvéda : médecine traditionnelle de l'Inde ou médicine ayurvédique. Elle puise ses sources dans le Veda, les textes sacrés de l'Indouisme primitive. Il existe en Inde, depuis 2014, un ministère du yoga qui prône la saine pratique de l'ayurveda pour garder une bonne santé.

Bach (Thérapie florale de) : utilisation de 38 élixirs floraux (les fleurs de Bach) qui visent à agir sur les états émotionnels. Il s'agit d'une forme de phytothérapie.

- Balnéothérapie : utilisation des bienfaits de l'eau chargée de sels minéraux particuliers, adaptés à certaines pathologies, et des bains. Voir thermalisme
- Biodanza : utilisation d'exercices dansés visant un mieux-être. Toutes ces formes de gymnastiques plus ou moins dures entrent dans le cadre plus général du fitness et aussi de l'eurythmie.
- Biofeedback : technique fondée sur la visualisation à l'aide d'appareils électriques des signaux physiologiques d'un sujet. Elle vise à permettre au sujet de contrôler ces signaux
- Biomagnétisme humain ou ondobiologie. L'idée est d'utiliser les méridiens et les chakras de l'acupuncture par des manipulations.
- Biorythme : thérapie basée sur la prise en compte de méthodes chinoises biologiques.
- Chamanisme : médecine très ancienne. Le chaman, le marakamé, n'est pas un prêtre, ni un adorateur, il est avant tout celui qui, dans la communauté est considéré comme celui qui communique avec les forces de l'Univers, et qui par ce biais est capable de maintenir l'équilibre entre l'homme et son environnement et peut guérir les maux.
  - Chinoises (Médecine traditionnelle) : médecine d'orientation préventive vieille de 4 000 ans. *Herbologie chinoise* : prescription des plantes médicinales selon les principes de la médecine traditionnelle chinoise
- Chiropraxie : C'est la troisième profession de la santé au monde ; sa pratique est fondée sur des ajustements vertébraux et des manipulations à mains nues, de façon à libérer les interférences nerveuses qui y sont rattachés. Ainsi, le chiropraticien met en application la capacité du corps à s'autoguérir. La chiropratique a pour but

d'optimiser la santé par les ajustements chiropratiques ainsi que par des prescriptions d'exercices physiques et nutritionnelles etc. Il peut également faire du travail musculaire, faire des analyses de postures etc. Dans plusieurs pays, il a le droit au diagnostic.

- Chirurgie psychique : sorte d'opération pratiquée à main nue sur le corps du patient et ne laissant aucune trace d'incision. Les guérisseurs philippins et brésiliens sont notamment connus pour cette pratique
- Chromathérapie : utilisation des couleurs pour soulager les pathologies
- Communication facilitée : méthode destinée à améliorer les capacités de communications des personnes handicapées de la parole.
- Complément alimentaire : compléter son alimentation en nutriments (vitamines, minéraux, acides gras ou acides aminés) manquants ou en quantité insuffisante dans l'organisme
- Conscience corporelle dynamique : méthode de travail psycho-physique créée en France dont le but est le développement harmonieux de la conscience corporelle et émotionnelle de la personne
- Crénothérapie ou cure thermale correspond à l'utilisation des eaux minérales naturelles dans un but thérapeutique - voir aussi Balnéothérapie, Thalassothérapie et Hydrothérapie
- Crudivorisme : pratique alimentaire qui promeut la consommation de nourriture non cuite.
- Daoyin (voir Tao Yin). Medecine douce chinoise. Il s'agit de mouvements debout ou assis reprenant le Qigong et le Tai Chi.
- Dentisterie holistique : elle ne considère pas la dent comme un organe isolé du reste du corps mais comme un élément vivant en interaction permanente avec l'individu à de multiples niveaux

- Détoxication : théorie qui recommande l'élimination des toxines et toxiques présents dans notre organisme par divers moyens
- Do In : technique d'automassage proche du Shiatsu utilisant la pression des doigts, c'est une des versions manuelle de l'acupuncture
- Drainage lymphatique manuel méthode Vodder est une technique de massage visant à améliorer le drainage lymphatique.
- Médecine dosimétrique : méthode basée sur l'utilisation des alcaloïdes des plantes
- Électrothérapie : consiste en l'emploi de faibles courants électriques dans un but thérapeutique. Ces appareils permettent de générer des intensités et des frequences variables, contrôlables par l'utilisateur. Utiles dans le prolongement d'un kinésithérapie liée à des problèmes articulaires ou musculo-osseux. Souvent utilisés pour le renforcement musculaire en complément de la musculation.
- Équithérapie : méthode utilisant le cheval comme partenaire thérapeutique (voir Zoothérapie)
- Ethnomédecine (éthnoscience) : approche pluridisciplinaire des sociétés et des cultures proposant des soins associant des médicines traditionnelles orientales et arts medicaux occidentaux.
- Étiopathie : traitement manipulatif des os et des viscères proche de l'ostéopathie et de la chiropraxie
- Eurythmie : une thérapie complémentaire à la médecine anthroposophique à placer dans l'art-thérapie car elle utilise l'art de la danse pour traiter des troubles neurologiques ou circulatoires.
- Eutonie : prise de conscience corporelle visant un mieux-être
- "Eye movement desensitization and reprocessing" (« EMDR ») : thérapie par stimulation visuelle

- Fangothérapie : application de boues d'origine volcanique (fangoïdes), en cataplasme, à des fins thérapeutiques (rhumatisme, arthrose...). Voir aussi bain de boue et thermalisme.
- Fasciathérapie ou fasciapulsologie : Libération par le toucher des fascias (les membranes fibreuses qui entourent les muscles et contiennent des fibres sensorielles proprioceptives ; cette approche fut évoquée par Bichat vers 1800).
- Feng shui : art chinois dont le but est d'harmoniser l'énergie (le Qi) d'un lieu de manière à favoriser la santé, le bien-être et la prospérité de ses occupants
- Méthode Feldenkrais : pédagogie où les élèves prennent conscience de leur mouvement dans l'espace et dans leur environnement, et des sensations kinesthésiques qui y sont reliées.
- Gélothérapie : est une thérapie basée sur le rire
- Gemmothérapie : branche de la phytothérapie qui utilise les tissus embryonnaires des végétaux (jeunes-pousses, bourgeons, radicelles)
- Géobiologie : est l'étude des influences de l'environnement sur le vivant, et notamment des ondes liées aux champs magnétiques et électriques, courants d'eau souterrains, réseaux métalliques, failles géologiques, etc.
- Guérisseur : personne qui guérit par des moyens empiriques ou magiques, en vertu de dons particuliers supposés ou à l'aide de méthodes variées comme la phytothérapie ou la radiesthésie.
- Méthode Hamer ou Médecine Nouvelle Germanique : méthode supposée de traitement du cancer ou d'autres pathologies graves par voie psychanalytique. Ryke Geerd Hamer qui estimait que les pathologies organiques ne sont dues qu'à des problèmes psychiques. Il fut condamné à trois ans de prison ferme en 2004 pour non-assistance à personne en danger, abus de faiblesse, détournement de fonds et

propos négationnistes. Note : On trouve cependant encore aujourd'hui une longue liste de témoignages de guérisons pour des maladies graves allant du cancer de l'uterus à l'infactus du myocarde. Cela n'engage que ceux qui veulent croire la réalité de ces assertions.

- Haptonomie : méthode de préparation affective à la naissance, communication avec le bébé, gestion de la douleur durant l'accouchement
- Héliothérapie : méthode de soin préconisant l'usage des rayonnements solaires
- Hippothérapie : Activités qui utilise les équidés comment partenaire thérapeutique
- Hirudothérapie : le traitement par les sangsues est très ancien et permettait de faire des saignées contrôlées grâce aux anticoagulants secrets par les sangsues.
- Homéopathie : traitement consistant à administrer au malade des doses infinitésimales d'un médicament
- Ho'oponopono : technique de guérison spirituelle de tradition hawaïenne basée sur la méditation.
- Hydrothérapie : toutes utilisations de l'eau à des fins thérapeutiques, comprend le thermalisme, la balnéothérapie, la thalassothérapie et la crénothérapie
- Hygiène vitale : proche des théories de la naturopathie et de l'hygiénisme, elle préconise entre autres la détoxination
- Hypnose : technique consistant à produire un état modifié de conscience permettant d'accéder à l'inconscient dans un but thérapeutique
- Intégration posturale : thérapie psycho-corporelle qui vise à défaire à la fois les tensions et désordres physiques et émotionnels
- Intégration structurale : méthode thérapeutique manuelle structurante et pragmatique qui permet d'améliorer l'alignement du corps.

- Médecine intégrative : désigne le recours simultané à la médecine conventionnelle et aux médecines alternatives dans le suivi d'un patient
- Iridologie : technique de diagnostic et de prévention basée sur l'examen minutieux de l'iris
- Jeûne thérapeutique : nettoyage du corps humain par la privation ou la limitation de l'alimentation, donc une pratique de l'ascèse.
- Katsugen Undo : c'est l'art de contacter et laisser agir notre énergie interne, proche du Seitai dont il est une branche
- Kinésiologie appliquée : diagnostiquer et traiter des maladies physiques ou psychologiques à l'aide du mouvement des muscles
- Kinothérapie : manipulations visant à soulager les douleurs musculaires et articulaires
- Kombucha : est une boisson acidulée obtenue par le biais de la culture d'un symbiote dans un milieu sucré. Elle aurait de nombreux effets positifs sur l'organisme.
- Lithothérapie : utilisation de cristaux, roches et minéraux à des fins thérapeutiques.
- Lomilomi : massage hawaïen.
- Luminopuncture : technique qui remplace l'aiguille de l'acupuncture classique par un faisceau infrarouge. Elle est utilisée pour des soins esthétiques et médicaux.
- Luminothérapie : voir luminopuncture.
- Macrobiotique : alimentation à visée énergétique et de santé
- Magnétisme curatif : imposition des mains par des magnétiseurs
- Magnétothérapie : vise à soigner les maladies en utilisant des aimants
- Magnified Healing : méthode qui apporte la guérison par transmission d'énergie
- Manupuncture : il s'agit de réguler l'énergie qui circule dans le corps en exerçant des pressions sur la main

- Map thérapie : Multimedia Art Psychothérapie (MAP), psychothérapie qui a recours aux outils multimédias pour amorcer, amplifier et ancrer le changement.
- Massothérapie : techniques manuelles visant le mieux-être grâce à l'utilisation des massages
    - Anma (massage) : massage d'origine chinoise qui vise à atteindre un état profond de relaxation et de bien-être intérieur
    - Massage cachemiri : massage indien à visée relaxante
    - Massage hawaïen Lomilomi : vise un mieux-être général
    - Massage sensitif : associe des techniques de massage à un travail d'écoute de type psychoanalytique
    - Massage thaï : vise à libérer des lignes d'énergie bloquées considérées comme la cause des maladies
    - Rolfing : technique de massage global continu du tissu conjonctif profond
- Médecine énergétique ou « Energo Chromo Kinèse » : thérapie mystique prônée par deux sectes et totalement antiscientifique tombant sous le coup des lois anti-sectes.
- Méditation : regroupe plusieurs techniques de concentration qui, en dehors de leur visée spirituelle, sont parfois utilisées à des fins de relaxation et pour lutter contre le stress
- Mézières (méthode) : méthode de rééducation posturale
- Microkinésithérapie : technique manuelle qui vise à trouver dans l'organisme les « traces » d'événements traumatiques puis de stimuler les zones concernées pour déclencher les mécanismes d'auto-correction
- Microponcture : stimuler des points précis de l'organisme à l'aide d'un stylet en percussion. Technique voisine de l'acupuncture

- Musicothérapie : composante de l'art-thérapie, elle consiste à utiliser la musique comme outil thérapeutique
- Naturopathie : vise à rééquilibrer le fonctionnement de l'organisme par des moyens naturels : alimentation, hygiène de vie, phytothérapie, massages, exercices...
- Neurale (thérapie) de Bruno Groening : transmission d'énergie manuelle à la frontière entre médecine et foi, car elle associe l'usage d'anesthésiants.
- Nutrition Seignalet : régime alimentaire proscrivant les aliments à base de céréales mutées (blé, maïs, seigle…) ainsi que les produits laitiers animaux. Les aliments crus ou cuits à basse température (maximum 110 °C) sont conseillés. Les aliments biologiques sont privilégiés.
- Orthothérapie : consiste à rétablir un ensemble éléments physique dans un équilibre idéal par des mobilisations passives, actives, contrariés dans un climat de compréhension et conseils préventifs.
- Oligothérapie : corriger un dysfonctionnement métabolique en administrant des oligo-éléments
- Organothérapie : consiste en l'utilisation d'extraits de tissus ou d'organes de même nature que l'organe déficient à traiter
- Orgone : désigne une forme d'énergie qui aurait été découverte par le docteur Wilhelm Reich
- o Orgonite : désigne des objets constitués d'un mélange de métaux, de matière carbonée et de cristaux ou minéraux qui visent à rééquilibrer l'énergie orgone de l'environnement. Ce genre de suggestion de soin n'est étayé par aucune observation scientifique.
- Orthomoléculaire (médecine) : traiter par l'apport optimal de substances naturellement connues et reconnues par l'organisme
- Ostéopathie : thérapie fondée sur des manipulations manuelles. Proche de la chiropraxie et de l'étiopathie. L'ostéopathie pratiquée par un médecin qui a suivi la

formation est accréditée par les organismes officiels de santé.

- Ozonothérapie : a pour but de traiter différentes affections et symptômes en utilisant les propriétés chimiques de l'ozone.
- Pélothérapie : usage thérapeutique des boues médicinales (péloses ou péloïdes) en station thermale (Dax, Rochefort...) (voir aussi bain de boue.)
- Phytothérapie : utilisation des plantes médicinales
- Pilates (méthode) : système d'exercice physique visant à rééquilibrer les muscles du corps
- Pratique énergétique : désigne toutes les pratiques qui utilisent un sens dérivé du mot « énergie »
- Programmation neuro-linguistique : ensemble de techniques destinées à améliorer la communication entre individus et à s'améliorer personnellement
- Psychobiologie : soin du corps par l'esprit et inversement
- Psychogénéalogie : méthode consistant à rechercher les événements, traumatismes, secrets, conflits vécus par les ascendants d'un sujet et qui conditionneraient ses troubles psychologiques, ses maladies, et ses comportements
- Psychosynthèse : branche du développement personnel visant à une psychologie de type holiste, élaborée par l'italien Roberto Assagioli.
- Qi gong : mouvements accompagnés de respirations et de visualisations mentales qui vise un mieux-être général de l'esprit et du corps
- Médecine quantique : thérapie estimant que chacun peut être son propre thérapeute en favorisant les communications électromagnétiques (énergie quantique) entre les cellules qui sont altérées par la maladie.
- Radiesthésie : utilisation d'un pendule ou d'une baguette permettant (entre autres) de diagnostiquer la maladie et le traitement adéquat

- Rebouteux : techniques empiriques de manipulation. Les manipulations des articulations sont assimilables à celles du chiropracteur, qui ce dernier, peut-être un kinésithérapeute ou un médecin formé à cette pratique.
- Réflexologie : techniques de manipulations et pressions exercées sur l'ensemble des pieds, des mains ou du visage, destinées au rétablissement d'une meilleure circulation dans l'ensemble du corps
  - Réflexologie plantaire
  - Réflexologie des mains
  - Réflexologie faciale ou Dien Chan
- Reiki, proche de la technique radiance : soin manuel par transmission d'énergie curative
- Résonance ou Biorésonance : thérapie consistant à repérer de soi-disant « anomalies électromagnétiques » au sein des organes et de les rectifier en envoyant des signaux électriques de très faible intensité.
- Respirianisme ou Inédie : thérapie consistant à arrêter de s'alimenter, considérant que la lumière du soleil fournit de l'énergie à l'organisme. C'est une incitation à l'anorexie très dangereuse et interdite. Plusieurs condamnations lourdes ont été prononcées envers des praticiens à la suite de nombreux décès d'adeptes de cette technique.
- Ruqiya : guérison de la sorcellerie, djinns et mauvais œil par des versets du Coran et la tradition prophétique.
- Science chrétienne : mouvement religieux visant la guérison physique à l'aide du retour à la foi chrétienne primitive et à la croyance aux miracles divins.
- Seitai : utilise des exercices d'assouplissement visant à restaurer la sensibilité du corps et ses capacités d'auto-guérison
- Shiatsu : technique orientale de pression manuelle sur des points précis, méthode proche du Do In, une des versions manuelles de l'acupuncture

- Méthode Simonton ou Psycho-oncologie : traitement du cancer par la psychanalyse.
- Somatothérapie : forme de thérapie par médiation corporelle et de psychothérapie passant par un travail d'ordre kinésithérapique ou synesthétique
- Sophrologie : apparentée à la relaxation dans le but de la maîtrise de son corps, de ses sensations et de la motricité.
- Spagyrie : fabrication de remèdes selon les principes de l'alchimie, la philosophie, l'astronomie, et la vertu selon les principes de Paracése (vers 1540).
- Tai-chi-chuan : art martial interne chinois aux mouvements lents et circulaires, visant un mieux-être général à la fois psychologique et physique, une harmonie avec l'univers.
- Tantrisme : technique spirituelle mettant en œuvre des exercices corporels et sexuels visant un mieux-être
- Tao Yin : forme de gymnastique douce d'origine chinoise (proche du Qi gong) visant à préserver ou à rétablir la santé et à prolonger la vie
- Thaumaturgie : miracle par imposition des mains généralement effectué par un saint mais aussi à l'invocation d'un saint.
- Thalassothérapie : utilisation dans un but préventif ou curatif du milieu marin. Voir aussi Balnéothérapie, Crénothérapie et Thermalisme
- Thérapie énergétique : utilisant un concept dérivé du mot énergie, désignant des forces invisibles, des divinités etc.
- Thérapie manuelle : art de soigner avec les mains.
- Thermalisme : ou crénothérapie concerne l'utilisation des eaux minérales à des fins thérapeutiques ou de bien-être. Méthode à rapprocher de la balnéothérapie
- Thermodermie : méthode utilisant l'alternance de dépressions et la diffusion intradermique éventuellement pulsée, d'un rayonnement rouge et infrarouge accompagné d'un contrôle des températures cutanées.

- Tibétaine (médecine traditionnelle) : combine une approche complexe de diagnostic avec l'utilisation de plantes et de minéraux
- Tipi : technique d'identification sensorielle des peurs inconscientes
- Tummo : forme de méditation tibétaine utilisée à des fins thérapeutiques
- Toucher thérapeutique : méthode prétendant détecter et rééquilibrer le fluide énergétique des malades
- Tradipraticiens : pratique médicale non conventionnelle de certaines communautés africaines
- Training autogène : technique de relaxation thérapeutique visant un apaisement du stress et de l'anxiété
- Méthode Vittoz : école de psychothérapie alternative fondée sur la croyance en des ondes cosmiques dans le cerveau, ressenties dans les mains de certains individus semblables à des médiums.
- Yoga : regroupe diverses techniques consistant généralement en la tenue de postures accompagnées d'exercices respiratoires. En dehors de sa dimension spirituelle, le yoga pratiqué en occident vise généralement à réduire le stress et à atteindre un mieux-être général
- Yunâni : il s'agit de la médecine grecque antique qui connait aujourd'hui des développements dans plusieurs médecines traditionnelles du Moyen-Orient et d'Extrême-orient, notamment l'ayurvéda

- Zoothérapie : vise à avoir recours à un animal domestique ou de compagnie (voir équithérapie) afin de réduire le stress ou les conséquences d'un traitement médical auprès d'une personne souffrant de troubles mentaux ou physiques. Nous préconisons cette pratique depuis très longtemps pour aider des enfants autistes ou handicapés à s'obliger à rester en contact avec l'environnement avec les autres à travers le contact animal.

Notes et références

Mission interministérielle de vigilance et de lutte contre les dérives sectaires, « Guide santé et dérives sectaires » [archives], sur derives-sectes.gouv.fr.

Médecine non conventionnelle	
Généralités	Liste des médecines non conventionnelles
Des médecines douces traditionnelles	Acupuncture Ayurveda Herboristerie Médecine traditionnelle chinoise Médecine traditionnelle mongole Médecine traditionnelle tibétaine Médecine traditionnelle vietnamienne Yunâni
Des médecines douces nouvelles	Anthroposophie Aromathérapie Art-thérapie Chiropraxie Homéopathie Instinctothérapie

Kinésiologie appliquée
Lithothérapie
Magnétisme animal
Naturopathie
Médecine orthomoléculaire
Ostéopathie
Pratique énergétique
Réflexologie
Reiki
Shiatsu
Sonothérapie
Urinothérapie

10- Y a-t-il une formation à l'exercice des médecines parallèles ?

Avant, jusqu'à la première moitié du XXe siècle

La formation des guérisseurs, chiropracteurs et magnétiseurs se faisait essentiellement par l'immersion à côté d'un praticien. Mon grand-père m'avait initié aux méthodes de manipulation et de magnétisme lorsque j'étais enfant. Il me faisait rester à ses côtés dans son petit cabinet qui comportait une petite table, un tabouret, deux chaises, un banc solide et l'indispensable petit fourneau Godin où il y avait des bûches en permanence et dans lequel il jetait, selon le patient, quelques herbes qui dégageaient en brûlant des odeurs acres ou envoûtantes. Le patient s'asseyait à côté du poêle, il suait, et les passes magnétiques ajoutaient à la sensation de chauffe, voire même de brûlure, de la peau à l'endroit où se posait la main du guérisseur.
On parlait à cette époque de transmettre le "don" aux descendants. Le don était fait de plusieurs aptitudes naturelles :

- Il fallait avoir cet élan de générosité envers les autres et chercher à ôter le mal dont ils souffraient. La générosité était réelle il y a cinquante ans, car mon grand-père ne se faisait jamais payer, mais il acceptait des donc gracieux ou il ne demandait rien si les patients ne pouvaient pas payer.

– Il fallait aussi avoir dans les mains cette sorte de fourmillement qui s'accroît quand on pose la main sur des éléments chargés de magnétisme

- - Il fallait aussi savoir lire dans les yeux et analyser les paroles des malades qui évoquaient leur ressenti du mal. C'était un mélange de psychothérapie et de persuasion auquel s'ajoutait quelques touches de savoir faire comme les manipulations des membres, des massages de méridiens ou l'usage des plantes médicinales.

Aujourd'hui

L'héritage du don est moins évoqué et des "écoles" sont proposées.
Les écoles sont très différentes :

- *Faculté de Médecine.* Pratiquer de la physiothérapie, de l'hypnose ou de l'acupuncture peut être un prolongement des études médicales. Les modules de pratique existent et permettent d'ouvrir en toute légalité un cabinet de soins par des médecines parallèles. Beaucoup de médecins ont opté pour de tels modules qui peuvent être bénéfiques pour leurs patients en complément des thérapies traditionnelles. Les ostéopathes et chiropracteurs concurrencent maintenant les rhumatologues sur le terrain des douleurs articulaires ce qui étaient, depuis la nuit des temps, le territoire réservé des guérisseurs.

- *Ecoles de kinésithérapie* : l'étude de la kinésithérapie permet d'approcher la médicine dans la première année. L'école de kinésithérapie forme à l'anatomie humaine et effleure la physiologie. Beaucoup de kinésithérapeutes franchissent la porte d'instituts privés qui délivrent des formations complémentaires. Nanti d'un module de 75 heures, le kiné peut proposer aux patients des massages lymphatiques ou des manœuvres utilisant les méridiens. Ici encore, le fait d'être muni du diplôme de kiné permet avec ces modules d'exercer des soins non invasifs et non traumatisants.

- *Ecoles d'acupuncture* : il existe plusieurs écoles d'acupuncture en France. La formation est de 4 ans de pratique. Beaucoup d'acupuncteurs de longue date ont fait des stages en Chine pour perfectionner leur technique.

Annexes

L'encadrement des activités de guérisseur et de la pratique d'une médecine non conventionnelle

Le terme « médecine complémentaire » privilégie l'idée d'associer des traitements impliquant des « philosophies thérapeutiques » différentes mais capables de coopérer dans l'intérêt du malade[6,7].
L'Académie de médecine française recommande pour sa part l'appellation de « thérapies complémentaires » (« ThC »).
Dans tous les cas, ces appellations regroupent un grand nombre de pratiques aux fondements scientifiques très variables, et rarement contrôlées par des instances officielles. La liste dans l'hyponyme MeSH comporte ainsi 17 catégories de thérapies complémentaires (voir le site CiSMeF (catalogue et index des sites médicaux de langue française) et la MIVILUDES (mission interministérielle de vigilance et de lutte contre les dérives sectaires) dénombre 400 pratiques « à visée thérapeutique » [1]. Certaines d'entre elles sont étroitement surveillées par les pouvoirs publics en raison des éventuels dangers qu'elles présentent pour la santé ou du risque de dérive sectaire[4].

Selon l'article 39 du code de déontologie médicale :

« Les médecins ne peuvent proposer aux malades ou à leur entourage, comme étant salutaire ou sans danger, un remède ou un procédé illusoire ou insuffisamment éprouvé. Toute pratique de charlatanerie est interdite ».

Le code de déontologie et le code de santé publique impliquent de potentielles sanctions ordinales comme pénales pour la pratique de méthodes insuffisamment éprouvées, même si certaines pratiques paramédicales sans risque restent de fait tolérées.

Selon la Question Parlementaire n° 11662 intitulée « Médecines douces et risques de dérives sectaires » : « Le ministère rappelle que les pratiques dites de « médecines douces », si elles ne sont pas exercées par des membres du corps médical, doivent strictement rester dans le champ du bien-être et de la détente. Tout acte à visée diagnostique ou thérapeutique ne peut être pratiqué que par les membres du corps médical. »

Les restrictions existent aussi pour la phytothérapie, qui pourtant a certainement guéri nos ancêtres bien avant que les médecins n'interviennent.

Il existe en effet des plantes vénéneuses, toxiques ou létales à forte dose, mais efficaces dans certains cas. Mais la réserve sur l'usage résulte surtout des laboratoires qui vendent des extraits de plantes dans le cadre de la phytothérapie officielle.

Certes, les herboristes sont devenues très rares et il faut avoir de solides connaissances pour battre soi-même la campagne à la recherche des plantes à vertus thérapeutiques. Comme pour les champignons, il faut être très prudent et ne pas avaler n'importe qu'elle plante au prétexte que c'est naturel, donc pas dangereux !

Quand aux restrictions préconisées par les autorités médicales et l'OMS, de faire preuve de prudence vis a vis des guérisseurs, cela n'empêche pas des personnes lassées de ne pas être soulagées par les médecins de consulter un guérisseur qu'un ami d'un ami a consulté et qui l'a guéri. Le bouche-à-oreille est la meilleure publicité et le meilleur moyen d'éviter de tomber sur un charlatan qui demande 50 € pour trois tours de passe-passe même pas magnétiques. Les vrais magnétiseurs, rebouteux-guérisseurs sont rares et sont aisément localisés dans chaque région.

L'automédication une pratique non médicale trop fréquente et dangereuse

Lorsqu'on parle des pratiques thérapeutiques, on pense surtout aux médecines pratiquées par des thérapeutes, guérisseurs ou manipulateurs.
On oublie trop souvent l'automédication.
Si les médecines douces ne marchent pas, il reste l'***automédication***. Pour moi c'est une médecine parallèle qui donne des frissons. Depuis la surconsommation d'antalgiques qu'on trouve en parapharmacie jusqu'à l'usage de substances tranquillisantes.
Selon les statistiques officielles, près de 7 Français sur 10 ont recours à l'automédication. Cela fonctionne surtout par *le bouche-à-oreille*, sans réfléchir aux différences d'un individu à l'autre et à la spécificité de certains médicaments.
J'ai découvert ce marché de l'automédication aux Etats-Unis, il y a longtemps, lorsque je pratiquais dans un hôpital proche de New York.
Au fond du supermarché se trouvait un large rayonnage (on peut parler de « drugstore ») présentant de manière très systématique une abondance de médicaments : pour les maux de tête, pour les boutons, pour la toux, pour les

indigestions… Des gens s'assied et prennent le temps de lire les notices pour s'assurer que le remède leur convient. L'automédication est pratiquement la règle là-bas. Si vous avez une prescription médicale, vous allez au fond des rayonnages, il y a une petite lucarne avec quelqu'un qui vient vous donner les produits non disponibles à la vente libre.
En France, les parapharmacies sont loin d'être aussi bien achalandées qu'aux USA et ne bénéficient pas de la même liberté d'accès à une pharmacopée très large.
Pourtant, l'automédication n'est pas considérée comme un marché parallèle, car cela fait vendre des substances fabriquées par les laboratoires pharmaceutiques, mais en dehors de la voie contrôlée par le médecin puis par le pharmacien qui doit être garant du bon usage de ses produits.

J'ai testé à plusieurs reprises l'achat de substances comme des corticoïdes, des antidépresseurs, des analgésiques.
Dans la plupart des cas, en France, les pharmaciens ne donnent pas les produits risqués sans ordonnance.
Mais cela n'est pas le cas partout.
En outre, si le pharmacien refuse un produit, on le trouve sur internet sans beaucoup d'effort. Trouver du Nopron, du Theralène, du Defanyl ou du Prozac, ne demande pas beaucoup de connaissances. Ils sont sous d'autres noms sur un site suisse et aucune ordonnance n'est nécessaire.
La consommation de médicaments sans contrôle par quelqu'un de compétent peut avoir de graves conséquences pires que l'usage des guérisseurs.
Consommer des tranquillisants ou des substances amaigrissantes ou des décontracturant sans précaution peut entraîner des troubles gastro-intestinaux et, ce que j'ai

parfois observé, des dysfonctionnements cardiaques comportant des arythmies ou des tachycardies sévères. Beaucoup de gens qui ont été sous antibiotiques durant un temps calculé par le médecin, en général 8 jours, n'hésitent pas à prolonger la consommation estimant que le traitement n'a pas fait tomber la fièvre. Cela aussi est un comportement à risque et mieux vaut se servir d'homéopathie ou de phytothérapie que de se gaver d'antibiotiques qui agissent sur les fonctions cellulaires essentielles, donnent des troubles gastro-intestinaux et des malaises.

Les organismes de protection de santé ne prennent les médecines non conventionnelles et alternatives en charge que sous certaines conditions :

Quelques exemples de remboursements des médecines douces

Les médecines douces remboursées

	Prescripteur	Tarif	Taux de remboursement
Acupuncture	Médecin	20 €	70 %
Homéopathie	Médecin	20 €	70 %
Ostéopathie	Médecin ou	20 €	70 %
	Kinésithérapeute		60 %

Les médecines douces non remboursées

	Prescripteur	Tarif
Sophrologie	Sophrologue	40 €
Phytothérapie et Aromathérapie	Médecin	20 €
Naturopathie	Naturopathe	40 €
Réflexologie	Réflexologue	Entre 30 et 50 €
Ayurveda	Médecin ayurvédique	Environ 50 €
Luminothérapie	Photothérapeute	Environ 40 €
Kinésiologie	Kinésiologue	De 40 à 80 €

Références

ALIETTE, C., Manuel de sophrologie, Dunod, 2018.

BELLIART, V., Le grand livre de la Sophrologie, Hachette, 2019.

BENTWICH J., et col, « Beneficial effect of repetitive transcranial magnetic stimulation combined with cognitive training for the treatment of Alzheimer's disease : a proof of concept study », Journal of Neural Transmission, vol. 118, n° 3, mars 2011, p. 463-471

CARADEAU,JL., Devenez hypnotiseur, Trajectoire, 2017.

CHASTEL, JC, et col., Plantes médicinales, TEC ETtDOC,2017.

DILTS Robert et Tim HALLBOM. Croyances et santé, EPIla méridienne, 1994

DUBOIS O. Thermalisme, voie de guérison naturelle,Flammarion, 2018.

FESTY, D., Ma bible des huiles essentielles, Leduc, 2018.

FOUCHER JR, et col. « Que manque-t-il à la rTMS pour devenir une thérapie ? » Encephale 2007, 33:982-989

GRIGORIANTZ AG, Rencontres avec des guérisseurs remarquables, Ed Trajectoire, 2010.

GRIGORIANTZ, AG, Guérisseurs et exorcistes de notre temps, Trajectoire, 2012.

KIRSCHVINK, J. L. and GOULD, J. L., Biogenic magnetite as a basis for magnetic field sensitivity in animals, Bio Systems 13 (1981) 181-201

LEBOSSE, C., Stimulation magntique transcranienne, Ed. Univ. Europeennes., 2010.

LEFAUCHEUR J.-P. « Why image-guided navigation becomes essential in the practice of transcranial magnetic stimulation » Neurophysiol Clin. 2010 ; 40:1-5

LORRAIN, E, Grand manuel de phytothérapie, Dunod, 2019.

MARECHAL Guillaume. « Le pendule », Éditions Quebecor. 2005.

MATH François, Guérisseurs et médecines non conventionnelles, Ed PUL, 2014.

MATH François, Le guérisseur s'en va en guerre, Ed ExAequo, 2017.

MATH François, Le Roman d'un guérisseur, Ed ExAequo, 2016

MESSEGE, M, Guide de la phytothérapie, l'essentiel du bien-être au naturel,

MICHAUX,D., Manuel d'hypnose pour les professionnels de santé, Maloine, 2007.

MIGNOT, C., Modulations des activations cérébrales par des odeurs subliminales : une étude en IRM fonctionnelle. Tese Univ.Strasbourg, 2019.

PASSARD A, et col. « Effects of unilateral repetitive transcranial magnetic stimulation of the motor cortex on chronic widespread pain in fibromyalgia » Brain 2007, 130, 2661-2670.

PENOEL, D., Aromatherapie quantique, Tredaniel, 2016.

QUENEAU, P., La médecine thermale, données scientifique, 2018.

RUBIO Marc, Pouvoirs et remèdes des guérisseurs, Ed Anagramme, 2008

SWAMI, V., Le grand libre du yoga, 2015.

WLASSOFF V., The neurological mechanisms behind hypnosis, Neurosci.Neurol., 2016,

Film

Les panseurs de secrets, Film documentaire de Philippe Rouquier, Cosmopolitis Productions, sortie Nationale, Mai 2018. Le point sur ces pratiques millénaires et l'opinion de scientifiques sur leur mise en œuvre actuellement.

Index

L'auteur

François Math est né en 1943 à Cannes (06). Il est professeur émérite à l'Université de Lorraine.
Diplômé de médecine à Paris VI, puis docteur d'état en sciences biologiques à Nancy, il a commencé l'enseignement de la physiologie comme assistant à la faculté de médecine de Nancy, puis il a effectué des recherches en neurosciences dans le cadre d'équipes de recherches sur les troubles du développement postnatal du cerveau. Devenu professeur de neurosciences à l'université de Besançon, il a diversifié ses recherches vers les troubles neurosensoriels, en particulier l'aspect génétique des dysfonctionnements neurosensoriels précoces. Ces études furent poursuivies à l'université de Yale (CT, USA) entre 1994 et 1998. Elles permirent en particulier l'isolement des gènes spécifiques des anomalies du développement ; un des gènes découverts par une des membres de l'équipe de neurosciences (EA 481), devenue professeure à l'université de Stanford, School of Medecine, fut dénommé MATH-2 et il concerne des anomalies du développement cérébral, donc dans la continuité de nos recherches cliniques. En 2000, le retour à Nancy a permis d'intégrer une équipe de recherches cliniques du CHU-régional sur les maladies neurodégénératives.
François Math est également sculpteur sur pierre comme le furent tous ses ancêtres, qui furent aussi des guérisseurs réputés en Autriche puis en Haute-Saône puis en Lorraine, et il anime un atelier de sculpture au cœur de Villers les Nancy.
Il a été président de l'association des artistes médecins de Lorraine.

Structures éditoriales du groupe L'Harmattan

L'Harmattan Italie
Via degli Artisti, 15
10124 Torino
harmattan.italia@gmail.com

L'Harmattan Hongrie
Kossuth l. u. 14-16.
1053 Budapest
harmattan@harmattan.hu

L'Harmattan Sénégal
10 VDN en face Mermoz
BP 45034 Dakar-Fann
senharmattan@gmail.com

L'Harmattan Cameroun
TSINGA/FECAFOOT
BP 11486 Yaoundé
inkoukam@gmail.com

L'Harmattan Burkina Faso
Achille Somé – tengnule@hotmail.fr

L'Harmattan Guinée
Almamya, rue KA 028 OKB Agency
BP 3470 Conakry
harmattanguinee@yahoo.fr

L'Harmattan RDC
185, avenue Nyangwe
Commune de Lingwala – Kinshasa
matangilamusadila@yahoo.fr

L'Harmattan Congo
67, boulevard Denis-Sassou-N'Guesso
BP 2874 Brazzaville
harmattan.congo@yahoo.fr

L'Harmattan Mali
ACI 2000 - Immeuble Mgr Jean Marie Cisse
Bureau 10
BP 145 Bamako-Mali
mali@harmattan.fr

L'Harmattan Togo
Djidjole – Lomé
Maison Amela
face EPP BATOME
ddamela@aol.com

L'Harmattan Côte d'Ivoire
Résidence Karl – Cité des Arts
Abidjan-Cocody
03 BP 1588 Abidjan
espace_harmattan.ci@hotmail.fr

Nos librairies en France

Librairie internationale
16, rue des Écoles
75005 Paris
librairie.internationale@harmattan.fr
01 40 46 79 11
www.librairieharmattan.com

Librairie des savoirs
21, rue des Écoles
75005 Paris
librairie.sh@harmattan.fr
01 46 34 13 71
www.librairieharmattansh.com

Librairie Le Lucernaire
53, rue Notre-Dame-des-Champs
75006 Paris
librairie@lucernaire.fr
01 42 22 67 13

www.ingramcontent.com/pod-product-compliance
Lightning Source LLC
LaVergne TN
LVHW010929051026
849532LV00003B/907
* 9 7 8 2 3 4 3 2 5 4 8 3 8 *